吴　培

王恒苍 编撰

雷逸仙医案

浙江近代名家医案丛书

丛书主编　陈永灿

浙江工商大学 出版社
ZHEJIANG GONGSHANG UNIVERSITY PRESS

·杭州·

图书在版编目（CIP）数据

雷逸仙医案 / 吴培，王恒苍编撰 . — 杭州：浙江
工商大学出版社，2025.1
（浙江近代名家医案丛书）
ISBN 978-7-5178-5861-4

Ⅰ.①雷… Ⅱ.①吴… ②王… Ⅲ.①医案－汇编－
中国－现代 Ⅳ.① R249.7

中国国家版本馆 CIP 数据核字 (2024) 第 018046 号

雷逸仙医案
LEI YIXIAN YI'AN

吴　培　王恒苍 编撰

策划编辑	郑　建	
责任编辑	高章连	
责任校对	林莉燕	
封面设计	胡　晨	
责任印制	祝希茜	
出版发行	浙江工商大学出版社	
	（杭州市教工路 198 号　邮政编码 310012）	
	（E-mail：zjgsupress@163.com）	
	（网址：http://www.zjgsupress.com）	
	电话：0571-88904980，88831806（传真）	
排　　版	杭州浙信文化传播有限公司	
印　　刷	杭州宏雅印刷有限公司	
开　　本	880 mm×1230 mm　1/32	
印　　张	5.75	
字　　数	106 千	
版 印 次	2025 年 1 月第 1 版　2025 年 1 月第 1 次印刷	
书　　号	ISBN 978-7-5178-5861-4	
定　　价	39.00 元	

浙江近代名家医案丛书编委会

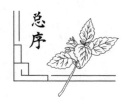

总序

　　吾浙之地，东南毓秀，山泽遍布，物产丰饶；钱江两岸，底蕴深厚，文脉连绵，承接有序。浙派中医，源远流长；代有名家，群星璀璨；世家林立，百花齐放；学术著述，薪火相传。迄至近代，名医辈出，他们临证读书，发皇古义，融会新知，著作盈尺，硕果累累，享誉杏林。其中医案文献，真知灼见，吉光片羽，犹如杏林中的金枝玉叶，弥足珍贵。

　　医案，是中医独有的文体。医案文献是中医学术传承的重要载体。千百年来，正是这种别具一格的学术记录，为人们所津津乐道，尤其是名家医案，为中医守正创新注入了源头活水。

　　医案是临证经验的结晶。医案源于临床实践，是基于诊治疾病的真实记录，通过医者自己或徒弟后人的整理总结、分析阐述而成为医案著作，其中蕴含了作者的临床辨治思路和用药特点，集中展示了他们为患者服务的治疗方法和临床效果，是医家临证经验的智慧结晶。诚如近代国学大师章太炎所言："中医之成绩，医案最著。欲求前人之经验心得，医案最有线索可寻，循此钻研，事半功倍。"

医案是理论创新的源泉。有些医家一生忙于诊务，无暇著书立论，然从其医案中可以发现理论新说。如通过对清代著名医学家叶天士《临证指南医案》的研究，发现其著名的"久病入络"学说，至今仍指导着中医临床实践。显然，医案文献是中医各家学说的宝库，是中医原创思维的重要资源。

医案是学术进步的阶梯。《名医类案》是我国第一部医案专著，明代医家江瓘在自序中说："今予斯编，虽未敢僭拟先哲，然宣明往范，昭示来学，既不诡于圣经，复易通乎时俗，指迷广见，或庶几焉耳。学者譬之，由规矩以求班，因觳以求羿，引而伸之，溯流穷源，推常达变，将不可胜用矣。"中医医案，辨证论治清晰，理法方药连贯，最能体现医家的学术观点和临证经验。研究医案，既传承先贤临证智慧，又提升自身学术水平。医案具有承前启后的独特作用，不仅是"医学入门之阶梯"（清人杭世骏语），更是攀登医学高峰的阶梯。

医案是文化传播的平台。一部好的医案著作，不仅记录诊断过程，而且交流临证心得，切磋治疗技术，分析预后得失，更承载着医家的医德精神和治学态度。医案独特的叙事方式，正是"大医精诚"的完美体现。浙江近代医家张山雷说过："多读医案，绝胜于随侍名医，直不啻聚古今之良医而相与晤对一堂，从上下其议论，何快如之。"所以说，整理撰写、学习评议医案不仅是中医药学术传承的有效路径，也是中医药文化传播的重要方式。

近年来，我对中医医案学科发展颇为关注，致力于浙派中医近代医案文献的整理研究。在出版《浙江近代名家医案选评》之后，我觉得尚有不少名家医案有待整理，意犹未尽，于是组织这套"浙江近代名家医案丛书"的编写。"学必本于经，病必明于论，治必究于方，而能变通而无滞，斯能尽夫立医之意矣。"（刘纯《医经小学·自序》）关于如何遴选名家医案，我想刘纯之说可为凭据。这套丛书收录雷逸仙、邵兰荪、傅嬾园、张宗良等近代我省中医名家的医案著作。这些名家医案著作有的尚未单独正式出版过，有的发现了新的民间抄本。至于如何整理编写，我们仍循前例，分成两个方面：一是收集辑录名家的医案文献，收录的名家医案尽可能全面，并进行必要的病种归类；二是评议阐发名家的学术经验。通过导读，我们简明扼要地介绍名家的学术思想和临证经验，并从经典解读、辨治思维、方药用法等角度对部分典型医案进行点评。惟愿鉴往而知来，传承中医学术，提高临床疗效。

"单丝不成线，独木不成林。"这套丛书的编写出版，是陈永灿全国名老中医药专家传承工作室和浙江省陈永灿名老中医专家传承工作室成员与浙江省中医药（中西医结合）重点学科中医医案学团队精诚合作的成果，也是浙江工商大学出版社大力支持的结果。在此一并表示谢意。

陈永灿

2022 年 10 月 22 日

于杭州竹溪书斋

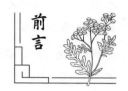

前言

　　雷逸仙（？—1862），名焕然，字春台，号逸仙。祖籍福建浦城，生于浙江衢州。自幼聪颖，因家窘弃儒，后改习医，师事程芝田，得其心传。曾悬壶于浙江，活人甚众，名噪一时。《逸仙医案·逸仙公小传》载：雷逸仙诊病，"凡遇小恙，治必悉心，危症尤竭力，病急者不辞风雨，家贫者不计医金"。著有《医博》四十卷、《医约》四卷和《诗稿》八卷等，俱未付梓，太平军时皆遭兵燹。后返衢行医，所遗内妇科医案近三百则，由龚香圃编订成书，名曰《逸仙医案》，其子雷丰（少逸）付梓刊印，为"六一草堂医学丛书"第二集第一种。

　　关于《逸仙医案》的版本，《中国中医古籍总目》仅载 1929 年上海千顷堂书局六一草堂铅印本，是其初刊本。后 1984 年陆拯主编《近代中医珍本集》将其编辑在医案分册中，但至今未见单行本问世。

　　《逸仙医案》共二卷。上卷为六淫、寒疫、泻痢、疸证、疟疾、霍乱六门；下卷为内风、咳喘、

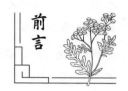

一一

胎前、产后等十五门。本次整理以上海千顷堂书局"六一草堂医学丛书"本为底本，参考《近代中医珍本集》中收录的《逸仙医案》进行校勘，对个别病名归类重新命名，如"六淫门"分为风、暑、湿、伤寒、风温等，"诸窍门"分为目疾、鼻渊、牙痛等，同时对其中部分医案进行评议阐发，定名为《雷逸仙医案》。为了方便读者阅读和了解雷逸仙的学术观点和临证经验，我们专门撰文介绍其学术经验，作为导读，供大家参考。

由于笔者水平有限，导读及评议难免有不妥之处，敬请读者批评指正。

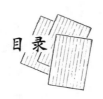

目　录

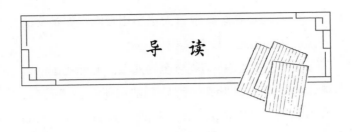

导　读

　　雷逸仙所存医案，叙述虽简明，却能将医之至理蕴含其中。一言以蔽之，处方药少量轻，复诊较多，其治病之成功经验，足为后世效法。晚清刘国光先生对雷逸仙医案评价颇高，他指出其"洞切病源，一审题之，悉中肯綮也。其方之君臣佐使，无不合宜，一文之宾主开合，无不惬心贵当也。不泥于古，亦不徇于今，一文之独出机轴，高下入时，雅俗共赏也"（《逸仙医案·刘序》）。目前，涉及雷逸仙的相关研究甚少，笔者通过反复研读这些医案，归纳整理出一些雷氏的学术经验，虽不能窥其全貌，但对现今的中医临床仍有一些裨益。

一、活用《内经》理论，明析病因病机

　　雷氏诗古文辞功底深厚，弃儒习医后深窥轩岐之奥，熟稔《内经》理论，善用、活用经典条文阐释疾病的病因病机，先明析其医理，进而从容立治

法、处方药。其医案中有大量引用《内经》条文的论述，试解析之，以窥其貌。

如治王左："经谓先夏至为病温。温邪扰攘六七朝矣，始则头疼咳嗽，继则壮热口干，舌绛苔黄，脉数有力。此邪由太阳而入阳明，素属阴亏，当清气热，佐以滋养。"案中援引《素问·热论》："凡病伤寒而成温者，先夏至日者为病温，后夏至日者为病暑，暑当与汗皆出，勿止。"此案患者先是冬伤于寒，以轻证为主，故夏至以前发于温病，当属伏气温病，伏热为患，故最易伤阴，治之则在清热的基础上佐以滋阴。医案叙述虽简，但"先夏至为病温"直指要害，既知病因病机，便能准确辨证，治法方药一气呵成。

又如治邱左："寸关皆见迟象，咳嗽畏寒，腹疼便泻。前医以咳为肺病，痛泻为脾病，两太阴合法，未尝差谬，服之不得神效。因思《内经》有'形寒饮冷则伤肺'之谓，是为内外合邪，又谓微则为咳，甚则为痛为泻。悉系肺经致病，揆其见证，理当专治肺家。"此案患者症见咳嗽、畏寒、腹痛、泄泻，前医以脾肺论治不效，雷氏分析病情后，将《灵枢·邪气脏腑病形》中的"形寒寒饮则伤肺"和《素问·咳论》中的"微则为咳，甚则为泄为痛"的理论联系起来，准确把握病因病机，认为本病为内外合邪侵扰于肺，当专从肺治，故用解表宣肺、化痰止咳之品而收功。

再如治潘右："经谓少阴动甚，是为有子。今诊沉迟之脉，月事一载未行，腹形充大，状如怀子，而究其实则又非孕，此由寒气袭入胞中。"此案中雷氏认为，患者虽有一年余未行月事，且"腹形充大，状如怀子"，但因其脉象沉迟，与《素问·平人气象论》谓"妇人手少阴脉动甚者，妊子也"中的脉象不符，故并非怀孕之象，而是由寒气袭入胞中所致，因寒性凝滞，瘀血内停，久之而成"石瘕"。此案患者若据其表象来看，极易误诊，"少阴动甚，是为有子"，虽不是《内经》原文，但雷氏精研《内经》理论，深窥原文之奥，能够活用经典而不拘泥，进而作出正确诊断，治之方可取效。

除此之外，雷氏医案中还有"邪风之至，疾如风雨""春气病在头""长夏善病洞泄寒中""胃不和则卧不安""胃咳""肝咳""中焦受气取汁变化""春遇此者为筋痹""雨气通于肾""有故无殒"等诸多论述，可见雷氏对经典的浸淫之深，能够将其融会贯通，灵活运用于疾病的诊疗中，着实值得我辈学习。

二、四诊尤重诊脉，详窥证型预后

治病之难，难在辨证，尤难在辨脉，须明辨脉象，处方用药方能得心应手。如《素问·脉要精微论》曰："微妙在脉，不可不察，察之有纪，从阴阳始，始之有经，从五行生，生之有度，四时为宜。"反映脏腑气血的脉象是很微妙的，唯其细微而奥妙，给脉诊带来一定的困难，但只要掌握其规律，便可游刃有余。雷氏在辨证时尤重脉象，几乎每案均有脉象记录，分三部九候，辨脉之阴阳，审脉形脉势、浮沉迟数，尝以脉象统四诊、以脉象定治则、以脉象测预后，举例述之。

1. 以脉象统四诊

雷氏的许多医案，首述脉象，次列其余三诊所得，足见其对脉象之重视，如"六淫门"中治郑左"浮分脉数，沉取亦然，体热头疼……"，治李左"脉象如循榆荚，寒热无汗……"，治蒋左"按得脉息阴阳俱浮，良由感冒风邪引动伏气……"，又如"泻痢门"中治余右"脉似琴弦，腹疼水泻……"，治刘左"年已古稀，脉若水流之象，久痢不已……"，再如"疸证门"中治孔左"脉形微涩无力，额上晦暗不明……"，"疟疾门"中治王左"脉沉而弦，疟发渐晏……"等等。《素问·五脏别论》言："五味入口，藏于胃以养五脏气，气口亦太阴也，是以五脏六腑之气味，皆出于胃，变见于气口。"可见脉象乃五脏气血盛衰逆乱的外见，脉随病变，如影随形，以脉象统四诊，则能更准确地辨证，雷氏深谙其理，故在书写医案时亦将此法暗含其中。

2. 以脉象定治则

雷氏临诊切脉常能分部、察息、审脉形脉势，再合诸症以参详之，知病性之阴阳，在何部何经，属寒属热，气虚气实，血盈血亏皆可概见，再以此断病之本源，定治则治法。

如"六淫门"治蒋左："脉象举之有余，明是风温初客于卫，由卫入肺之候。口不作渴，内无伏气可知，宜轻清透解为是。"又如"霍乱门"治李左："脉形惟洪滑，当不至于变幻，宜用甘寒清剂。"再如"内风门"治王翁："脉形缓弱，气虚显然。法宜以补益为君，未识刍荛可取否？""消证门"治张左："素属阴虚，趺阳脉数，是阳明胃热之象。多食而善饥，乃中消之证也，法当清胃养阴。""又：清胃养阴法尚未中机，脉证依然，更加涩泛，其脾热又燃者明矣。宜率前章进退治之。""又：前法臻效，消证与涩泛齐瘳。今顖内糜疼，上下龈肿，脉数有力，阳明犹有实火也。宜釜底抽薪，更衣自可。"

3. 以脉象测预后

以脉象判定疾病预后古已有之，但多在于不治之症的预后，是为"绝脉"。根据病人的脉象无胃、神、根，古人有五脏死脉和真脉之说："肝脉来急益劲，如新张弓弦，曰肝死。心脉来前曲后居，如操带钩，曰心死。脾脉来锐坚如乌之喙，如鸟之距，如屋之漏，如水之流，曰脾死。肺脉来如物之浮，如风吹毛，曰肺死。肾脉来发如夺索，辟辟如弹石，曰肾死。"雷氏医案中有复诊的医案较多，此实属不易，对窥测雷氏诊疗经验有莫大的帮助。在诸多复诊医案中，雷氏常借服药后脉象的变化来推测疗效及患者病情的预后。

如"六淫门"治蒋左："按得脉息阴阳俱浮，良由感冒风邪引动伏气……当微辛以解表，微苦以清里。""又：诸恙渐愈矣。今诊脉形恰似春风舞柳，此邪气肃清，正气甫复之象。"又如"咳喘门"治蒋左："体本阴虚，咳嗽半载，声音忽哑，形色清癯，此肺经虚损。迩来痰不易出，定为燥气所加，脉数而洪，斯时最忌，即经所谓秋得心脉为逆也。姑仿嘉言清燥救肺之法。""又：复按脉形，似乎稍缓，咳痰略滑，音哑颇扬。据云半月未获更衣，必因燥热结于肠胃，再守原方治之。"再如"调经门"治罗女："笄年天癸甫至，刚被寒邪所侵，致使寒热头疼，脉来浮紧。古人云：调经先去病。当遵斯旨立方。""又：头痛寒热并瘳，经水尚有滴沥，脉转浮短，腹内隐疼。此属气滞血凝，宜于调经活络。"

三、明辨六淫病因，细罗治法方药

六淫病在雷氏医案中所占比例最大，风、寒、暑、湿、燥、火六淫所致之病皆有，又分时邪所致风温、热病、暑证、秋燥、伤寒等，伏邪所致春温、伏暑等。因六淫致病有多变、兼夹、伏而后发等特点，因此此类病证极其相似但又有不同，若辨别不详，则易误断误治。雷氏诊治此类病证，能够在纷繁复杂的病症中剥茧抽丝，披沙拣金，直指根本，详窥六淫病因，细罗治法方药。兹不揣鄙陋，试举要分析雷氏之经验，以飨同道。

1. 风温以清轻疏透为纲

风温多发生于春冬季节，起病较急，初起以发热、微恶寒、头痛、咳嗽等肺卫证候为主要特点。因春季阳气升发，温暖多风，最易形成风热病邪，若此时起居不慎、寒暖失调，使外邪侵入则发为风温。《伤寒六书》言："风温，尺寸俱浮，素伤于风，因时伤热，风与热搏，即为风温。"

《素问·阴阳应象大论》曰："邪风之至，疾如风雨，故善治者治皮毛，其次治肌肤，其次治筋脉，其次治六腑，其次治五脏。治五脏者，半死半生也。"雷氏治疗风温之证多以清轻疏透为纲，治以清轻疏透之法解表，方选葱豉桔梗汤、川芎茶调散等，药用荆芥、豆豉、葱白、苏叶、前胡、桔梗、蝉蜕、薄荷、桑叶、连翘等清轻之品，令邪气经皮毛而解，甚合经旨。

如治刘右："今忽受洒淅恶风，头疼咳嗽。是风邪初客于肺表也。当用轻疏之剂以透皮毛，庶不致误。"此乃风邪客表之证，当从皮毛而治，以淡豆豉、荆芥穗、薄荷叶、紫苏叶、前胡、桔梗、橘红、蝉蜕、葱叶等清疏之剂建功。又如治郑左："浮分脉数，沉取亦然，体热头疼，咳逆口渴，此风温之邪首先犯肺，渐入于胃之候。法拟辛凉轻透治之。""又：进辛凉轻剂，诸证渐瘥，惟咳未已。时贤谓咳逆是风温必有之证，寸口独数，娇脏尚有余气，还当清透。"上案初诊由风温犯肺，有入里之候，但仍属于肺，故以辛凉轻透为法，复诊诸证渐瘥，雷氏谨察病机，认为余邪未清，仍需守清透之法。处方简练，药不过七八味，量不过二三钱，药少量轻，但功效卓著。

2. 春温以解表透邪为先

《素问·阴阳应象大论》曰："冬伤于寒，春必病温。"《温热经纬》中言："春温一证，由冬令收藏未固，昔人以冬寒内伏，藏于少阴，入春发于少阳，以春木内应肝胆也。"春温乃伏气温病的一种，系冬受寒邪，伏至春季所发的温热病。雷氏认为此类病证的关键在于"伏气"二字，其医案中多有记录。如治李左"此表受春寒，夹有伏气在内。宜从春温用药"，治蒋左"良由感冒风邪引动伏气"，治韩左"则邪气由玄府袭入，伏而不发，是为伏气"等。既明确为伏气所致温病，雷氏治此多以解表为先，绝不妄用凉药直折其热，认为"此春温时证与风湿两途，宜乎微辛之剂先解其表，若羞进凉药，不惟外邪不解而伏气益深伏矣"，若表证可除，则"邪由是而衰"，不致逆传。

如治陈左："昔贤谓：春应温而反寒，是为非时之气。一有不慎，遂感寒邪，以致头体皆疼，寒热无汗，所患渴饮之证，乃伏气内动之征。"药用荆芥穗、薄荷、苏梗、豆卷、防风、淡豆豉、葱叶等先解其表，复诊"前作春温论治，颇有微汗，则邪由是而衰，痛首已瘳，恶寒亦减，惟体热未净，口渴苔黄，此表寒透达，温热尚炎，诚恐津液被劫耳。急进甘凉之剂清热保津，用长沙白虎为君，倘无谵语神昏，逆传之变可免"，方以白虎汤为主而收功。

3. 热病以甘寒护津为要

《医宗必读·伤寒》："热病者，冬伤于寒，至夏乃发，头疼，身热恶寒，其脉洪盛。"《温热逢源》："伏气所发者，名为热病。"雷氏医案中所述热病当属此类，乃夏季伏气所发的暑病，常表现为壮热口渴、脉象洪大、神昏谵语等症。雷氏治疗此类病证时审证求因、谨守病机，多以甘寒之品直折其热、顾护津液，药用石膏、生地、知母、麦冬、玄参、犀角等。

如治钱左："交夏至来，相火司命，天气炎热，热势逼人，感之即病。壮热大渴饮凉，右部脉弦，苔黄而润，此由暍气与伏邪交并而作，当从热病论治，此与伤寒先表后里之法迥异。生石膏五钱，鲜芦根六钱，大豆卷三钱，杏仁泥三钱，淡豆豉三钱，栝楼根二钱，净蝉衣一钱，加鲜荷叶一枝为引。""又：昨用辛凉之剂微微汗出，则壮热渐轻，口渴亦减，左脉转为滑数，晨起鼻衄淋漓。此由经络热燃，逼血出于清道，此红汗也，非变病也，望勿抱杞人之忧耳。大生地五钱，丹皮一钱五分，犀角尖一钱，开连翘三钱，生石膏五钱，淮牛膝一钱五分，加藕节三钱为引。"此案患者由暑气引动伏邪，两邪交作而成热病，故重用石膏直挫其热，以芦根、杏仁、豆豉、栝楼根等品清热养阴。复诊见药后前症减轻，但热入血络而现红汗，加用犀角清血络之热，丹皮、藕节凉血止血，仍不忘用生地养阴护津。

又如治甘左："脉似波澜，舌苔黄燥，壮热不已，口渴喜凉，唇吻皆干，齿板亦槁。此温热内扰阳明，津液不供于上也。先哲云：人之阴气，依胃为养。当清胃热以存其阴。生石膏五钱，开麦冬三钱，细生地四钱，炒知母钱半，鲜石斛三钱，大豆卷三钱，西洋参钱半，鲜芦根五钱，加鲜荷叶一枝。""又：唇齿舌苔转燥为润，脉象亦觉稍平，足征清胃存阴之验，况微微汗出，体热亦轻，此邪势渐衰，津液渐回之兆。淮阴谓温热必耗真阴，仍守甘寒养阴法。大生地五钱，玄参钱半，西洋参二钱，北沙参二钱，萎蕤二钱，开麦冬二钱，生石膏四钱，炙甘草五分，加粳米一撮入煎。"此案患者因热已入阳明，有明显阴伤之象，故用甘寒养阴之法，以大生地、麦冬、鲜石斛、西洋参、芦根、玄参、沙参等清热养阴生津之品，清胃热，存阴津方能建功。

四、活用药引领方，直达病所增效

药引是指方剂中引导诸药直达病所，使之更好发挥治疗效应的药物。它是在中医方剂的君臣佐使配伍原则指导及中药的药物归经理论的基础上产生和发展起来的。药引除引经报使外，有时也具有调和诸药的作用。

雷氏医案中对使用引药颇为重视，296 则医案中有 250 多则明确使用引药，其方列出一般药物后云"加某某药为引"或"加某某药入煎"，皆是指引药的使用。有的医案不使用引药还会特别指出，如"不须引""不加引"。可见使用引药是常态，不用才是特例。雷氏使用引药常单用一味，亦见两味、三味同用者。其使用引药特别注重引药的炮制与用量，且甚是灵活而用心精微，有时是用来引经报使、直达病所，有时用来矫正药味、调和诸药，而尤擅长选择一药多能者。其使用引经药的种类亦众多。有干品，亦有鲜品，如鲜芦根、鲜荷叶、甘蔗浆；有果实类，如红枣、胡桃肉、龙眼肉、金桔饼；有根茎类，如芦根、生姜、葱头；有花叶类，如枇杷叶、葱叶、细茶叶、干荷叶、绿萼梅；有谷物类，如陈仓米、粳米、杵头飞糠；有矿物类，如伏龙肝；有动物类，如猪腰，鸡内金、淡菜。分类举例介绍如下。

1. 植物类

雷氏所用植物类引药颇多，以干荷叶、鲜荷叶、荷叶蒂为例。其所用荷叶为引药的医案涉及范围极广，在六淫致病之风、暑、湿、风温，在里证之泄泻、痢疾、肿胀、淋浊，在五官科之聤耳、牙痛皆有以干荷叶为引之医案。而以鲜荷叶为引药出现在六淫致病之暑、温热，里证之疟疾、霍乱、血证的医案之中。荷叶蒂为引运用在泄泻、痢疾、妊娠病之医案中。还有与其他药合用为引药者，如干荷叶与莲子肉、干荷叶与小红枣、细茶叶与干荷叶、伏龙肝与干荷叶、鲜荷叶与西瓜翠衣、荷叶蒂与陈仓米，两味药合用为引药更具灵活性和相须增效之妙。荷叶，味苦、涩，性平，入心、肝、脾经。作引药用其效有三：引药上行，消解咽喉肿痛；升阳散风止头痛，清热解暑祛湿，定眩止晕；散瘀止血。荷叶蒂，是莲叶的基部，味苦、甘，性平。其作引药能领诸药上达，能清解咽喉肿痛，和血散瘀、清降心火，又可清暑祛湿、止血安胎。

如在治疗李左聤耳案中，其左脉洪数，左耳肿痛，脓黄腥臭，病机为肝经风热引胃湿上腾，治法为清肝祛湿，药用柴胡、黄芩、夏枯草、苦丁茶、木通、菊花、花粉、生甘草，以干荷叶二钱为引，是引药上行、清热祛湿之意，使得大队清热解毒之药可直达病所。

2. 动物类

雷氏常用动物类引药有：鸡子黄、白蜜、猪腰、蝉衣、鸡内金、淡菜等。

其用猪腰为引药之治疗任左虚损一案，患者精滑虽瘳，腰疼不已，夜卧不能转侧如两截然，脉细如丝，尺中欠力。雷氏认为这是肾脏之虚损无疑。治疗药用熟地黄、炒萸肉、茯苓片、怀山药、巴戟天、淡苁蓉、炒杜仲、金毛狗脊以补肾助阳、强筋骨、固腰膝、止痛。用猪腰之血肉有情之品为引，可引诸药达病所，又具滋阴补肾之功效，增强补肾之效。

以淡菜为引药见于血证、虚损、鼻渊等医案。淡菜，味甘、咸，性温，具有补肝肾，益精血，消瘿瘤之功效。

如雷氏治杨右鼻渊案，鼻流浊涕不臭，迄今三载有余，其髓海之损可知。既损则漏泄必多，既漏则肾气日耗，脉濡无力。雷氏药用熟地黄、淡苁蓉、炒当归身、炒白芍、潞安党参、怀山药、加淡菜三钱为引，即是取淡菜可补肝肾、益髓海，率领诸药入肾抵髓止鼻渊之漏。

3. 矿物类

雷氏引药中矿物类多用灶心黄土。灶心黄土，亦称伏龙肝，乃烧柴草的土灶灶内底部中心的焦黄土块，味辛，性微温，入脾、胃经，有收涩之性，能温中止血、降逆止呕、温脾止泻。

如雷氏治疗向右之产后病。向右体本柔弱，分娩刚弥月矣，日内暴崩淋漓不已，良由冲任皆损，血不收摄使然。雷氏药用干地黄、西潞党参、归身炭、熟地、炙黄芪、云茯苓、阿胶、炙甘草，加伏龙肝一块为引，取其收涩之性，温中止血。

药引之理论起源于《内经》的"君臣佐使"之使药。清末是引药使用的一个高峰时期，故而雷氏医案中有其遗风。现今临床极少关注引药的使用，但引药在这些医案文献中有着丰富多彩的变化，值得我们思考与挖掘。

对于雷逸仙的医案，笔者研读时日较短，虽有所感悟，但未能窥其全貌，尚需时间继续精研。其医案叙述虽简明，却能将医之至理蕴含其中。一言以蔽之：活用《内经》理论，明析病因病机；四诊尤重诊脉，详窥证型预后；明辨六淫病因，细罗治法方药。其处方药少量轻，但效如桴鼓，值得后世医家学习借鉴。

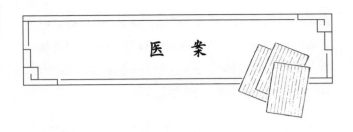

医 案

风

　　刘右。经谓：邪风之至，疾如风雨。今忽受洒淅恶风，头疼咳嗽。是风邪初客于肺表也。当用轻疏之剂以透皮毛，庶不致误。淡豆豉三钱，荆芥穗一钱，薄荷叶一钱，紫苏叶八分，冬前胡钱半，苦桔梗一钱，衢橘红一钱，净蝉蜕一钱，加葱叶七茎为引。

　　评议：《素问·阴阳应象大论》曰："邪风之至，疾如风雨，故善治者治皮毛，其次治肌肤，其次治筋脉，其次治六腑，其次治五脏。治五脏者，半死半生也。"本案患者是风邪初客于肺表之证，故当从皮毛透邪外出，用淡豆豉、荆芥、薄荷、苏叶、蝉蜕、葱叶等轻宣疏表之剂。

　　陈左。沐雨栉风，途中劳顿，偶然微冒即喷嚏头疼，鼻流清涕，脉浮略数。当用微辛疏透，以茶调散增减治之。川芎一钱，薄荷叶一钱，荆芥穗一钱，苏梗一钱，橘红一钱，白芷一钱，省头草一钱，甘草八分，加细茶叶一撮为引。

王左。经谓：伤于风者，上先受之。今晨头面忽浮，洒然毛耸，寸脉举取有力。分明冒风之症，法宜疏散为主。荆芥穗钱半，薄荷叶一钱，香白芷八分，紫苏叶一钱，绿升麻四分，茅苍术（炒）八分，加干荷叶三钱为引。

蒋左。按得脉息阴阳俱浮，良由感冒风邪引动伏气，致使发热有汗，咳嗽口干，胸次不舒，气机膹郁。此风温扰攘于肺，甫入于胃，显然法当微辛以解表，微苦以清里。淡豆豉三钱，桔梗钱半，杏仁（杵）二钱，浙贝母（杵）三钱，冬桑叶二钱，连翘二钱，栝楼壳二钱，生甘草五分，加活水芦根四钱为引。

又：诸恙渐愈矣。今诊脉形恰似春风舞柳，此邪气肃清，正气甫复之象。惟作事不耐辛劳，未行数武遂觉喘急，当补天真一气，精神自可复原。熟地黄五钱，西潞党三钱，熟黄精二钱，云茯苓二钱，土炒于术一钱，怀山药二钱，炙甘草六分，补骨脂（盐水炒）一钱，加胡桃肉二个为引。

何左。两关之脉端直而强，此属外冒于风，风木内干脾土，表则洒寒发热，里则腹痛喜摩，禀赋素亏，当仿《玉函》建立中气，少佐祛邪为法。白芍（土炒）二钱，炙甘草六分，桂枝八分，姜炭六分，潞安党参三钱，苏梗钱半，加红枣四个、饴糖一调羹。

评议：《玉函》应指《金匮玉函经》，即《金匮要略》；本书医案中的《金匮》，也即《金匮要略》。本案表里同病，虽表症"洒寒发热"明显，但病机里虚为主，"风木内干脾土""腹痛喜摩，禀赋素亏"。雷氏处方仿张仲景小建中汤为基础，加党参、苏梗疏补中土。

潘左。春时阳气上升，偶冒微风，头痛而眩，即《内经》所谓春气病在头，《周礼》所谓瘠首疾也。寸脉浮象，当从时序拟方。稽豆衣三钱，冬桑叶三钱，醒头草一钱，薄荷叶八分，明天麻八分，甘菊花八分，法半夏钱半，新会皮（盐水炒）八分，加细茶叶一撮为引。

评议：《素问·金匮真言论》曰："故春气者，病在头；夏气者，病在藏；秋气者，病在肩背；冬气者，病在四支。"《周礼·天官·疾医》曰："春时有病首疾。"本案春时头痛而眩，雷氏援引经典，既分析了病因病机，又给出疾病之名，则治法方药顺理成章。文字叙述简练，可见雷氏经典功底之深厚。

姚左。脉彰浮数之象，音嘶喉痛，咽物艰难。此系风热之邪客于会厌，宜辛凉轻剂治之。冬桑叶三钱，蝉蜕一钱，牛蒡子（研）钱半，薄荷叶五分，射干钱半，连翘二钱，苦桔梗一钱，生甘草八分，加胖大海四个为引。

又：进清解法喉痛得宽而声音亦展，风热似透出矣。昨抱丧明之痛，过悲伤肺，书谓：肺体属金，金空则鸣。今音复失必由悲伤菀结，肺气闭塞而然，宜畅肺舒郁是。冬桑叶三钱，蝉蜕钱半，黄郁金钱半，薄荷六分，合欢皮二钱，川贝（杵）三钱，加绿萼梅五分为引。

郑左。脉来浮数，鼻水淋漓，时常欲作喷嚏，此感非时之气，即《礼记》所谓"秋季行夏令，则民多鼽嚏"也，宜从时序立方。荆芥穗一钱，薄荷梗一钱，淡豆豉三钱，蝉衣一钱，料豆衣三钱，冬桑叶二钱，栝楼壳二钱，广橘红一钱。

暑

李左。浮瓜避暑，因反受寒，寒入阴中之至阴，以致腹疼倾泻，脉如转索，四末微凉。其为寒也，明甚。《内经》谓"长夏善病洞泄寒中"，良有以也。急急温中散寒，以四逆戊己合法。干姜一钱五分，附片一钱五分，甘草（炙）五分，白芍一钱五分，吴萸一钱，于术（土炒）一钱，煨木香五分，加干荷叶一钱为引。

陈左。时逢炎热，避暑当风，神倦而眠，自午至酉睡起，忽然腹痛，下利频频，四末皆凉，脉沉而细，此阴寒窜里之证，故介宾谓"阴寒袭人快而莫知"，诸家称阴暑者，殆指是证。因思寒门中有四逆，暑门中有大顺，与斯证皆相似，姑仿其意而用药以期建勋。制附子一钱五分，炮姜炭一钱，炙甘草一钱，安桂（分冲）八分，吴茱萸（泡）八分，广木香五分。水煎，稍凉服之。

虞左。时当盛夏，暑热袭人，则热于外，气伤于中，脉来虚数，正合《内经》所云"气虚身热，得之伤暑"。姑仿东垣老人清暑之法。西潞党参四钱，开麦冬二钱，飞滑石三钱，福泽泻一钱，新会皮八分，神曲一钱五分，茅苍术五分，葛根一钱，甘草（水炙炒）四分，加鲜荷叶三钱为引。

评议：《素问·刺志论》曰："气盛身寒，得之伤寒；气虚身热，得之伤暑。"根据本案患者盛夏被暑热所袭，出现身热，又有"脉来虚数"表现，与《内经》中的"伤暑"证甚合，当用李东垣的清暑益气汤清暑益气、养阴生津。

陈左。脉曲如钩，按之无力，发热口渴，额痛汗多，此素体质亏，重感阳暑，急以清解治之，不增变即愈。扁豆衣三钱，豆卷（井水发）三钱，杏仁粒（杵）二钱，栝楼壳二钱，藿香梗一钱，陈广皮一钱五分，淡豆豉三钱，鸡苏散（人煎）三钱，加鲜荷叶三钱为引。

王左。热退复炽，毫不恶寒，似属瘅疟之状，脉象去衰来盛，口渴喜凉，实系暑热为病也。病势非轻，深防变证。豆卷（井水发）三钱，滑石（飞）三钱，小生地四钱，麦冬（去心）三钱，杏仁（杵）

二钱，参叶六分，栝楼根一钱五分，甘草五分，加鲜荷叶一角、西瓜翠衣一片。

姜左。脉濡而数，舌苔浮白，头痛微寒，烦热口渴，此伏暑之证据也。盖因长夏受暑而不即发，深伏于募原之中。今秋天气过凉，凉风袭人，触动伏气，致成诸恙耳。法宜以宣透为主，勿使其滋蔓。醯鸡之见，望汪先生发吾覆也。荆芥穗一钱，薄荷叶一钱，连翘二钱，苦桔梗一钱，杏仁（杵）二钱，广皮二钱，淡豆豉三钱，葱叶七茎。河水煎服。

潘左。夏间避暑乘凉，肌少汗出，其气潜伏而不外发者，固矣。值此秋凉之候，金风飕飕，侵袭肌肤，新邪欲入，伏气欲出，是以寒热交作，必得汗出而热始退。舌苔微白而薄，脉息浮缓不弦，经谓：秋善病风疟，殆指是证。法宜清解透之，若泥如小柴胡汤，何异刻舟求剑？紫苏一钱五分，杏仁二钱，青蒿一钱五分，秦艽一钱五分，广皮一钱五分，法夏一钱五分，藿香梗一钱，淡豆豉二钱，加葱白三寸为引。

评议：此案为外邪侵袭，引动伏邪，以致寒热交作。治当清解透邪。若但见寒热交作，即用小柴胡汤，则为拘泥成法，无异于刻舟求剑，这提示我们诊病临证当圆机活法。

张左。本体阳虚，月初忽感暑邪，至今犹发壮热，舌苔黄燥，脉虚而浮，谵语神迷，壮如见鬼，且汗出淋漓，一如雨下，此邪气未解，正气欲脱之征。专补恐其关邪，不补必然虚脱，证类触藩，殊难拟法。勉仿炙甘草汤大意，未知是否，仍延明手商之。炙甘草八分，东洋参二钱，开麦冬二钱，北五味三分，炒白芍一钱，煅牡蛎二钱，桂枝八分，炙黄芪二钱，加生姜三片、红枣四个入煎。

评议：触藩，比喻碰壁，进退两难。雷氏认为患者之病势，专补或会恋邪，不补则致虚脱，境地两难，故有此语。

金左。脉来虚缓之象，身热汗多，烦渴神倦，大便溏，小便短，此因负重担远，作事辛劳，元气既伤，复感暑邪夹湿，当师东垣清暑之方。西潞党参三钱，炙黄芪一钱五分，开麦冬二钱，粉葛根（土炒）一钱二分，于术一钱，广陈皮一钱，焦神曲二钱，黄柏一钱，泽泻一钱五分。加六一散三钱入煎。

罗左。禀赋素弱，脉象豁豁然空，偶尔感受暑气，汗出淋漓，便泻身温，四肢皆冷，斯为暑厥证也，宜于温中消暑。茯苓片三钱，醋半夏二钱，粉甘草五分，京杏仁三钱，干姜八分，瑶桂末八分，加鲜荷叶二钱为引。

评议：因患者禀赋不足，感受暑邪之后，出现便泻、四肢皆冷之寒象，此"暑厥证"，类似"阴暑"。故而药用干姜、肉桂末以温里止泻、回阳通脉，以顾其本。茯苓、半夏、甘草为《医学心悟》之千金消暑丸，可解暑醒神、渗湿止泻。其用杏仁降肺气以敛汗，加荷叶为引，再清暑热之标。

潘左。长夏冒暑，倏然血涌盈升，咳嗽气粗，烦渴引饮，脉洪大而不数细，此暑热逼血上行，非虚劳之血可比，先贤所谓暑瘵也，当用清暑法治之。苟以一派滋阴止血，非徒无益而反有害。滑石四钱，麦冬三钱，藕节一钱五分，杏仁二钱，茜草一钱五分，花粉二钱，芦根四钱，加西瓜翠衣三钱为引。

又：血涌已宁，烦渴并减，足征清暑之效。惟咳嗽未除，脉象稍洪，是清虚之府尚有暑热不尽。夜未得眠者，络受伤也。先贤云：胃不和，则卧不安。岂不信欤！杏仁（杵）二钱，栝楼壳二钱，西洋参二钱，麦冬三钱，沙参三钱，川贝母二钱，夜交藤三钱，加枇杷叶二钱为引。

周左。钓罢归来，身体欠快，渐次发热，汗出口干，脉形来盛去衰，定为戾气所触，拟以清法治之。飞滑石四钱，生甘草八分，西洋参二钱，生石膏四钱，凝水石二钱，鲜芦根六钱。井华水煎。

又：热既退净，今晨忽作咳嗽，定因肺受暑伤，脉象尚有微洪，当率原方损益。西洋参二钱，开麦冬三钱，京杏仁二钱，生米仁五钱，冬桑叶三钱，枇杷叶（蜜炙）二钱，加参叶五分煎服。

湿

陈左。迩日乍晴乍雨，沐栉辛劳，上则烈日下逼，下则湿气上蒸，人在其中，感之即病。寒热汗少，两足肿疼，此分明湿热之证也。脉来濡数。宜用东垣拈痛汤加减。酒炒当归二钱，豆豉三钱，藿香钱半，泽泻钱半，土炒苍术一钱，羌活一钱二分，防风钱半，升麻六分，加葱头三个为引。

沈左。黄梅时节乍雨乍晴，蒙溪谓为雨中暑气，世岂有未交小暑而称为暑气乎？盖由先冒梅雨之湿，复受阳德之热，热湿交蒸，感之遂病。今寒热不渴，骨体尽疼，舌布白苔，脉来六至，湿热见证，明若观火矣。法以化湿清宣为是。藿香梗钱半，六神曲三钱，制厚朴八分，广陈皮钱半，西秦艽钱半，大豆卷三钱，淡豆豉三钱，生甘草四分，加葱叶七茎入煎。

又：恙属梅雨而夹热，昨方中鹄，再率前章增损治之。藿香梗钱半，六神曲三钱，制厚朴八分，广皮钱半，大豆卷三钱，炒黄芩一钱，通草一钱，净蝉蜕九只。河水煎服。

李右。平日腰酸带下，脾肾所亏固矣。前日忽作寒热头痛，身疼，脉缓而弦，四肢拘急，此风湿之邪由躯壳而入筋脉，阅前方皆补肾止带，养血荣筋，一无标药在内，竟不以寒热头疼为证，据宜其罔验矣。据管见理当宣散为先，慎勿视补剂为灵丹，散药为鸩毒也。秦艽一钱五分，桂枝一钱二分，川牛膝（酒炒）二钱，独活八分，防己一钱五分，木瓜一钱五分，生米仁五钱，丝瓜络一钱五分。不须加引，流水煎。

又：治以宣散之法，寒热身痛及拘急金已屏除，其风湿并解者，断无疑矣。今惟腰痛如折，带下淋漓，究因脾肾皆亏，不能收摄所致。脉转缓涩无力，当进补固之方，用药有缓急先后，幸勿哂矛盾也。潞安党参三钱，白茯苓三钱，熟地炭四钱，煅牡蛎二钱，乌贼骨一钱五分，煅龙骨一钱五分，生米仁四钱，绿升麻四分，加莲子肉十粒、白果五枚为引。

叶左。脉来缓软，腰重而疼，俯仰不能，屈伸有碍，此作强之官被湿所困也，当去下焦之湿。独活一钱，薏珠子四钱，川萆薢钱半，云茯苓片三钱，金毛狗脊四钱，川续断钱半，土炒茅花术一钱，淡干姜一钱。百沸汤煎服。

刘左。农事辛勤，垄头冒雨，归家醉饱，遂卧当风。醒时寒热头疼，腹痛即思登圊，脉形弦缓，气口独紧，斯是风湿外侵，油腻内积，至久恐疟痢交作，急当双解治之。羌活一钱五分，秦艽一钱五分，葛根一钱五分，白芷一钱二分，苍术（土炒）八分，川厚朴（姜制）八分，焦神曲二钱，焦山楂二钱，煨木香五分，鸡内金二具。

又：前法中鹄，表邪解而寒热并退矣。里积未尽，腹中犹隐痛难名，宜用调气导滞之方，预防滞下之症。煨木香五分，白芍一钱（土炒）五分，广陈皮一钱五分，酒洗腹毛一钱五分，焦山楂三钱，焦麦芽二钱，制川朴一钱，陈枳壳一钱五分，鲜荷叶一角。

程左。性嗜欢伯，夙有内湿羁留，日来秋雨缠绵，加感外湿，则内饮之湿相继而起，致使头疼洒淅，胸痞身烧，口不作干，苔黄而腻，必须周身汗出，热始退清，即古所谓湿蒸汗出，犹地气上为云，天气下为雨也。当祛表里之湿，以期珀合耳。豆卷（井水发）三钱，白芷八分，姜制厚朴八分，茅术（土炒）六分，六神曲三钱，广陈皮一钱五分，防己一钱五分，葛花一钱，枳椇子三钱。

何左。戴笠披蓑，勤耕南亩，经风冒雨，则邪遂侵于表，以致遍躯重着，骨节烦疼，发热恶风，胸闷有汗，脉来浮濡。此风湿之见证，明若观火矣，法当解表为急。羌活钱半，防风钱半，神曲（炒）三钱，苍术（土炒）八分，厚朴（姜制）一钱二分，广皮二钱，加生姜三大片、葱头五个。

龚左。梅落之时，劳于农事，忘披被襏，冒雨而归，顿觉寒热身疼，腹痛即欲便泻，脉形浮缓，舌苔满白而润。此梅雨之湿侵袭于表，复入于里也，当按时序拟方，仿南阳两解表里之法。嫩桂枝一钱，茅苍术（土炒）八分，羌活钱半，煨葛根八分，赤茯苓三钱，泽泻二钱，制厚朴一钱，广木香（煨）五分，加干荷叶二钱为引。

评议：被襏（bó shì），指防雨的蓑衣。梅雨时节，患者因忙于农事，忘披蓑衣，以致感受梅雨之湿。在表则寒热身疼，入里则腹痛欲泻，雷氏故仿仲景表里双解之法治之。

李左。长途跋涉，劳状难言，汗出过多，玄府不固，风邪自表而入于肺。肺气壅滞，胸闷咳多，即古所谓劳风证也。寸部脉滑，法宜宣透其邪。苦桔梗一钱，枳壳一钱，前胡一钱五分，苏梗一钱五分，橘红一钱五分，法半夏一钱五分，杏仁二钱，粉甘草四分，加黑稽豆三钱为引。

评议：《素问·评热病论》："劳风法在肺下，其为病也，使人强上冥视，唾出若涕，恶风而振寒，此为劳风之病。"劳风，是病证名，是指劳力伤风所致，咳嗽痰多，恶风寒战的病证。案中李某即是如此，雷氏以橘红、法半夏化痰止咳，以苏梗、杏仁、桔梗、枳壳宣降肺气，以复肺卫之常，前胡、甘草亦增止咳之效，黑穞豆为引，固表止汗，防风邪复入。

伤寒

郑左。晨起披绤，偶受秋凉之气，凉气为次寒，故见头痛恶寒，无汗咳嗽等证，脉弦兼紧，宜微辛温剂解之。苏梗一钱五分，杏仁（杵）二钱，前胡一钱五分，桔梗一钱二分，栝楼壳一钱五分，淡豆豉三钱，橘红一钱，甘草五分。

叶左。秋令过凉，其气慄冽。今忽头疼微汗，肢冷身烧，舌白而浮，脉形弦紧，此气分感受秋凉之证也。治宜辛疏之剂，倘能转疟则病轻，否则重矣。杏仁粒二钱，苏梗一钱五分，秦艽一钱五分，青蒿一钱五分，广皮一钱五分，六神曲三钱，厚朴一钱，淡豆豉二钱，加葱白四个为引。

张左。气口之脉极紧，头疼寒热，嗳腐吞酸，此属外感寒邪，内停蘮饪，治宜辛温疏解，佐以消导为主。羌活一钱五分，防风一钱，厚朴一钱，枳壳一钱五分，神曲（炒）三钱，广皮一钱二分，鸡内金（炙）三个，生姜三片，葱头二个。

评议：糳饦（zuò tuō），糳指舂过的精米，饦指面食。内停糳饦，意指由米面造成的食积。故用药中有神曲、鸡内金等消食导积之品。

姜左。揣致病之原，由于感受春寒，即俗称为时令伤寒之证。古圣云：人之伤于寒，则不免于热。昨用辛热之方，则热益壮，逼出周身大汗，此犹天地郁蒸而雨作也。今喜脉静身凉，当从瘥后调理。时贤云：寒邪解后宜温补。当遵之，以理中兼异功为治。西党参（米炒）三钱，于术（米炒）钱半，炙甘草八分，炮姜五分，茯苓二钱，广皮白一钱二分，加红枣三个为引。

又：脉转缓至，略见有神，是寒邪已解，正气甫复之象，但瘥后务宜养神节食，则劳复、食复庶可免耳。潞党参四钱，米炒于术钱半，益智仁一钱，陈广皮白一钱，炮姜炭五分，研砂仁（冲）八分，炒谷芽三钱，藿香五分，加红枣五个为引。

鲁右。脉象浮迟，嗽勤痰白，此金寒水冷之候，当祛寒宣肺。苏叶一钱五分，杏仁二钱，芥子（炒）五分，厚朴八分，橘红一钱五分，法半夏二钱，茯苓三钱，甘草五分，加生姜三片为引。

又：咳嗽靡宁，甚则欲呕，经谓"胃咳"，治宜利肺安胃。玉苏子（炒）一钱，杏仁二钱，厚朴一钱，白茯苓三钱，化橘红一钱，法夏一钱五分，姜竹茹一钱，枇杷叶（姜汁炒）三钱，加生姜三片为引。

评议：《素问·咳论》云："胃咳之状，咳而呕，呕甚则长虫出。"指胃气上逆所致的咳嗽，今咳痰欲呕，状似"胃咳"，故治以利肺气安胃气为主。

罗左。脉来浮缓，风象也；头疼寒热，呕喘无汗，寒证也；且兼内热烦躁之证而无厥冷欲寐之府，当作风寒两伤，营卫同病论治，宜仲圣大青龙汤。桂枝一钱二分，麻黄（留节）一钱，石膏（煨）四钱，杏仁三钱，制半夏二钱，炙草八分。

沈左。伤寒六日，表症悉现，连进辛散之法，汗未出而热不退。按其脉形浮而有力，热势益壮，更觉躁烦。此欲作汗之机，正合喻嘉言所云"人身烦闷而汗作"也，当守原章以冀汗出而解。防风一钱五分，紫苏一钱五分，秦艽一钱五分，羌活一钱二分，粉葛一钱二分，广陈皮一钱，豆豉三钱，加葱头四头为引。

鲁左。昨宵访戴，冒雪冲寒，寒气侵入，归则背肩遂痛，今晨始发寒热，脉象而浮。此寒风袭入太阳经也，当仿东垣通气防风汤法。防风一钱五分，羌活一钱二分，独活一钱二分，藁本一钱，秦艽一钱五分，苏叶一钱，广皮一钱五分，甘草六分，加生姜三片、葱头五个。

评议：东垣制通气防风汤以治风热乘肺，肺气郁甚而肩背痛、中风、小便数而欠者。方中羌活、防风、藁本疏风散寒，柴胡、升麻升阳气，黄芪、人参、甘草益肺气，青皮、陈皮、白豆蔻、理气开郁，黄柏清利湿热。雷氏取其中防风、羌活、藁本而添入独活、秦艽，祛风通络之力更强，因病因中有寒无热，故而去黄柏之凉，而以生姜、葱头、苏叶散寒解表。雷氏此方治风寒入太阳经而肩背痛，恶寒发热，与东垣之方遥相呼应，皆疏郁甚之肺气，一为风热而设，一为风寒而立，相得益彰。

风温

郑左。浮分脉数，沉取亦然，体热头疼，咳逆口渴，此风温之邪首先犯肺，渐入于胃之候。法拟辛凉轻透治之。薄荷叶一钱，豆卷二钱，蝉蜕八分，冬桑叶二钱，连翘二钱，桔梗半钱，加鲜芦竹根四钱、大洞果三个入煎。

又：进辛凉轻剂，诸证渐瘥，惟咳未已。时贤谓咳逆是风温必有之证，寸口独数，娇脏尚有余气，还当清透。净蝉蜕一钱，冬桑叶三钱，甜杏仁三钱，象贝母三钱，马兜铃八分，苦桔梗钱半，加刷净蜜炙枇杷叶三钱入煎。

刘左。风温入肺，咳呛无痰，身热汗少。盖由风与温皆属阳，阳盛则化火，火盛则烁金。寸脉大者，邪在上也。昔贤谓风温先受于手经，宜用辛平解表法。冬桑叶二钱，淡豆豉三钱，大牛蒡（杵）

一钱，苦桔梗一钱，苦杏仁二钱，象贝母二钱，栝楼壳二钱，净蝉蜕七分。轻煎服一剂。

又：辛平解表法已吻合矣。体热退尽，咳呛亦疏，惟脉息尚有滔滔之象，此肺经余热未解楚也。再循旧法治之，务宜谨慎风寒，莫饮醇醪为要。冬桑叶二钱，甘菊花一钱，栝楼壳二钱，浙贝母二钱，马兜铃七分，生米仁三钱，白茯苓三钱，生粉草六分，加枇杷叶（去毛蜜炙）二钱为引。

李左。起病洒然毛耸，身体渐热，咳嗽微渴，胸次不舒，脉象两寸俱大。此是太阴感受风温，以其风从东来，乃解冻之温风也，宜用辛平轻剂治之。净蝉蜕一钱，淡豆豉三钱，栝楼壳钱半，牛蒡子钱半，薄荷叶八分，杏仁（杵）二钱，苦桔梗钱半，广陈皮钱半。河水清煎二剂。

胥左。风温时证滋扰两旬，阅萧、江二翁之方，似乎不分轩轾。诊其脉滑数而来，体热虽不甚狂而神识似不清爽，赤斑发于肌肉，舌色深绛而干。此温热深入于营，津液被劫之局，非清凉宣透不克复元。姑拟一方，即希商定。牛蒡子钱半，薄荷叶一钱，连翘三钱，西洋参二钱，玄参二钱，犀角一钱，升麻五分，生甘草五分，加干荷叶三钱为引。

评议：风温是由风热病邪引起的急性外感热病，多发生于春冬季节，起病较急，初起以发热、微恶寒、头痛、咳嗽等肺卫证候为主要特点。因春季阳气升发，温暖多风，最易形成风热病邪，若此时起居不慎、寒暖失调，使外邪侵入，则发为风温。风温在发展过程中有顺传和逆传两种情况。顺传指肺卫之邪不解，内传气分。逆传指肺卫邪热，逆传心包。《伤寒六书》言："风温，尺寸俱浮，素伤于风，因时伤热，风与热搏，即为风温。其外证四肢不收，身热自汗，头疼喘息，发渴昏睡，或体重不仁。"《素问·阴阳应象大论》曰："邪风之至，疾如风雨，故善治者治皮毛，其次治肌肤，其次治筋脉，其次治六腑，其次治五脏。治五脏者，半死半生也。"雷氏治疗风温之证多以清轻疏透为纲，治以清轻疏透之法解表，方选葱豉桔梗汤、川芎茶调散等。

蒋左。春时风木主气，其风夹温而来。夫风属阳，温亦属阳，两阳协入于太阴，以致咳嗽洒寒，发热微汗。脉象举之有余，明是风温初客于卫，由卫入肺之候。口不作渴，内无伏气可知，宜轻清透解为是。薄荷一钱，桔梗钱半，绍贝母三钱，前胡钱半，广皮钱半，净蝉蜕一钱，鼠粘子钱半，甘草五分。流水轻煎。

又：昨从阳邪伤太阴论治，躯热已退楚矣。太渊之脉独胜，咳嗽尚有数声，毕竟余气未清，当守前章治之。绍贝母三钱，薄荷叶八分，白茯苓三钱，栝楼壳钱半，牛蒡子钱半，杏仁（研）二钱，马兜铃八分，广皮（蜜水炒）一钱。河水煎服二剂。

苏妪。寸脉六至而来，证见畏寒体热，汗出微微，渴饮不多，咳嗽不畅，此是风温时邪据于上焦气分。盖风为火之母，温为火之气，火势上炎，未有不克金也，法当以辛凉轻剂为先。冬桑叶三钱，薄荷叶一钱，杏仁粒二钱，苦桔梗一钱，栝楼壳二钱，浙贝母三钱，淡豆豉三钱，蝉蜕（去足翅）九只，加芦竹根五钱为引。

又：进辛凉轻剂似不柄凿，畏风已减，躯热亦轻，惟咳嗽尚勤，口渴喜凉，脉象仿佛，面似火焚，此皆肺胃之见证，故薛氏谓风温为肺胃受病。今清上中之热，以保其阴为要。鲜芦根六钱，开麦冬三钱，冬桑叶三钱，枇杷叶（蜜炙）三钱，煨石膏六钱，大豆卷三钱，加甘蔗浆一瓢冲服。

罗左。两惊噩梦，肝肺蚤伤。今春，天气过温，温风由卫分而入于肺，以致洒淅畏寒，鼻塞咳嗽，甚则两胁作痛，又合《内经》肝咳之疴，脉息有似琴弦，标本皆归肝肺，当以利金疏木法为先。薄荷一钱，桑叶三钱，桔梗钱半，苏梗二钱，橘络二钱，旋覆梗三钱，黄郁金一钱，枳壳（炒）钱半。水煎滤服。

又：前进肺肝兼理法，鼻塞洒寒皆减，咳嗽胁痛依然，今晨痰内兼红，左脉稍加数，至此非特肺肝并病，而血络亦受伤矣。窃恐久延成损，预宜未雨绸缪。

冬桑叶三钱，枇杷叶（蜜炙）二钱，叭哒杏仁二钱，旋覆梗二钱，川贝母（杵）二钱，川郁金一钱，茜草根一钱四分，金陵草二钱，加藕节三钱为引。

评议：以上三则医案中之咳嗽为外感咳嗽，多为外邪袭肺所致。《医门法律》云："风火热湿燥寒，皆能乘肺，皆足致咳。"前两则医案中咳嗽因风温之邪所致，为实证，治以祛邪宣肺为主。后一则医案中咳嗽既有外邪扰肺，又有肝气内伤，故治此在祛邪之时兼顾理肝。

温热

程左。体本阴亏，感受温热，热袭肺经而咳嗽作矣。右寸之脉滑数有力，口渴极喜饮凉，胃中亦有热，热既劫津，斯津不上生。薛氏云：肺赖胃津以养。宜用润胃清肺法治之。北沙参三钱，冬桑叶钱半，浙贝母（杵）二钱，栝楼壳钱半，麦冬三钱，鲜石斛三钱，加甘蔗浆一瓢冲服。

又：温热已解，肺胃并亏，宜治以麦门冬汤庶可痊愈。盖由肺喜润，胃喜甘故也。参条三钱，麦门冬三钱，霞天曲二钱，玉竹二钱，北沙参三钱，炙甘草五分，加红枣四枚、粳米一撮。

韩左。脉形一息六至，身体壮热，舌色纯黄，推其致病之原，良由客岁过劳汗出，失其固密，则邪气由玄府袭入，伏而不发，是为伏气。当此阳气弛张之候，感冒微邪，即引动伏热炎炎之势。所以初起即热渴而不恶寒，此为温热病也，急宜以进清透之方。倘磋跎失治，必发昏狂，可不慎欤！淡豆豉四钱，连翘四钱，豆卷四钱，桔梗一钱，栝楼壳二钱半，生甘草六分，加鲜芦竹根五钱为引。

又：既进清透法，稍得微汗，体热略减，口渴依然，脉转卑而缩下，舌苔黄而不润，欲大便而不得。此躯壳微邪已达，而津液又被热伤，阴分本亏，恐邪深陷于里，宜遵香岩先生甘咸寒法，倘夷犹而不敢尝，则热势日炎而津液日涸矣。西洋参三钱，生石膏五钱，黑玄参钱半，麦门冬三钱，细生地四钱，玄明粉二钱，加鲜芦竹根五钱。

王左。经谓先夏至为病温。温邪扰攘六七朝矣，始则头疼咳嗽，继则壮热口干，舌绛苔黄，脉数有力。此邪由太阳而入阳明，素属阴亏，当清气热，佐以滋养。生石膏四钱，知母一钱五分，细生地四钱，玄参一钱五分，鲜芦根五钱，栝楼壳二钱，杏仁二钱，生甘草五分，加鲜荷叶一枝为引。

又：热邪深扰，津液被伤，致令口渴喜凉，舌色更增绛燥，时有谵语，似乎邪入心包。但获养经旬，从未大解，右关沉实，实由燥结阳明，当用润剂以通之，此釜底去薪之一法也。制大黄三钱，玄明粉二钱，杏仁霜三钱，陈枳实二钱，西洋参二钱，开麦冬三钱，细生地三钱，玄参一钱五分。急流水煎服。

又：前法获效，更衣两三次，秽而且多，此热邪由是而解，所以舌苔转润，神识稍清。今惟睡觉口干，定属阴伤液耗。书谓，热邪之后宜清补以养之。邪势十衰其七，当清养之中兼理余邪，谅不至柄凿尔。大生地五钱，开麦冬三钱，东洋参二钱，西洋参二钱，怀山药二钱，明玉竹二钱，蝉蜕九只，白通草一钱。浓煎暖服。

评议：《素问·热论》曰："凡病伤寒而成温者，先夏至日者为病温，后夏至日者为病暑，暑当与汗皆出，勿止。"此案患者先受寒，"温邪扰攘六七朝矣"，失治致"邪由太阳而入阳明"，又因患者素体阴亏，伤阴之势更强，故需在清热的同时佐以滋阴，以护胃津。复诊时热势转甚，已有逆传心包之忧，加之近十日未曾大便，导致邪热结于阳明大肠，急需下法去其邪热，保存阴液。三诊见下后热势减退，阴液耗伤较剧，故以生地、麦冬、西洋参、山药、玉竹等品清热养阴以去余邪补阴津。

潘媪。起恶纤微洒淅，继而壮热汗少，口渴喜凉。或为湿温，宜用宣化，或为伤寒，宜用辛温，九日以来未有一方桴鼓。而热渴依旧如前，舌苔黄燥无津，脉象愈沉愈数，此即古人所谓热病也。当用甘寒之剂，非特生津保液，亦且助汗透邪。鲜芦根六钱，开连翘三钱，开麦冬三钱，天花粉钱半，生石膏五钱，生甘草五分，加粳米一钱入煎。

许左。脉数有力，舌苔黄焦，口渴极喜饮凉，计有七八日矣。其温热之势，犹是炎炎不已。淮阴先生云：火能令人昏，水能令人清。今加神昏谵语者，水不足而火有余不待言矣。细察前医之方，虽称平妥，然尺水不能却萧邱之热也。据鄙意宜用大队甘寒，仿玉女、清宫之意可已。煨石膏四钱，酒炒知母二钱，细生地四钱，开麦冬三钱，黑玄参二钱，淡竹叶一钱，犀角一钱，开连翘二钱，加莲子心三十枚为引。

又：焦苔已退，足征清热之功，但舌色绛而无津，此温邪逼入于营中也。神昏谵语依然如昨，诚恐逆传心包之变。连翘三钱，犀角一钱，大生地四钱，麦冬（朱染）三钱，西洋参二钱，玄参二钱，丹参二钱，淡竹叶一钱三分，加鲜菖蒲一钱为引。

又：昨与萧先生议法，究未出清热存阴之范围。今温热之势虽衰，而真阴早已被其劫矣。脉来虚数，舌绛无津，瘛疭神昏，汗如雨洒，此欲脱之象也。急用酸甘咸法，以保其阴。拟进大定风珠，望援万一。大生地五钱，驴胶珠二钱，玄武版三钱，生牡蛎二钱，寸麦冬三钱，五味子三分，钩藤钩四钱，冬桑叶三钱，加鸡子黄一个入煎。

钱左。交夏至来，相火司命，天气炎热，热势逼人，感之即病。壮热大渴饮凉，右部脉弦，苔黄而润，此由暍气与伏邪交并而作，当从热病论治，此与伤寒先表后里之法迥异。生石膏五钱，鲜芦根六钱，大豆卷三钱，杏仁泥三钱，淡豆豉三钱，栝楼根二钱，净蝉衣一钱，加鲜荷叶一枝为引。

又：昨用辛凉之剂微微汗出，则壮热渐轻，口渴亦减，左脉转为滑数，晨起鼻衄淋漓。此由经络热燃，逼血出于清道，此红汗也，非变病也，望勿抱杞人之忧耳。大生地五钱，丹皮一钱五分，犀角尖一钱，开连翘三钱，生石膏五钱，淮牛膝一钱五分，加藕节三钱为引。

评议：红汗，指鼻衄。血与汗同源互化，患者外邪散解时或可见鼻衄，鼻衄之后外邪随之而散，疾病遂愈，故而鼻衄与汗出的作用相同。故而此鼻衄又称为红汗。衄乃病除见于《伤寒论》："太阳病，脉浮紧，无汗，发热，身疼痛，八九日不解，表证仍在，此当发其汗。服药已，微除，其人发烦目暝，剧者必衄，衄乃解。"徐大椿《伤寒论类方》云："热甚动血，血由肺之清道而出，与汗从皮毛而泄同，故热邪亦解。俗语所云'红汗'也。"雷氏于此案之中因病人诸症好转，判定此鼻衄为红汗而非病变所致，乃学问扎实，胸有定见。

甘左。脉似波澜，舌苔黄燥，壮热不已，口渴喜凉，唇吻皆干，齿板亦槁。此温热内扰阳明，津液不供于上也。先哲云：人之阴气，依胃为养。当清胃热以存其阴。生石膏五钱，开麦冬三钱，细生地四钱，炒知母钱半，鲜石斛三钱，大豆卷三钱，西洋参钱半，鲜芦根五钱，加鲜荷叶一枝。

又：唇齿舌苔转燥为润，脉象亦觉稍平，足征清胃存阴之验，况微微汗出，体热亦轻，此邪势渐衰，津液渐回之兆。淮阴谓温热必耗真阴，仍守甘寒养阴法。大生地五钱，玄参钱半，西洋参二钱，北沙参二钱，萎蕤二钱，开麦冬二钱，生石膏四钱，炙甘草五分，加粳米一撮入煎。

秦左。脉来洪大数至，愈按愈强，舌色灰黄无津液。斯时君火主气，日渐炎蒸，潜伏之邪从内而发，今交立夏已三日矣。尊恙初起，即热渴而不恶寒，正合先贤所谓至夏变为热病也。姑以凉膈方增减，不现昏谵之证，庶无狂乱之虞。连翘三钱，鲜芦根五钱，炒黄芩一钱，竹叶钱半，玄明粉钱半，焦栀子钱半，加生白蜜一瓢入煎。

又：壮热大减，口渴喜凉，谵语神昏，狂乱无制，脉息滔滔有力，舌苔灰色而焦。此是阳明热盛化为燥火，火势冲突，直逼膻中。急进攻下之剂，以保其津而安君主之官。熟大黄三钱，玄明粉钱半，陈枳壳钱半，生石膏五钱，开连翘三钱，竹叶钱半，西洋参一钱，生甘草五分，加活水芦根四钱为引。

又：热势盛极，舌苔灰黑而焦，乱语发狂，神识益加昏愦，今更变为撮空，几欲更衣未得。此热邪盘结于胃，化为燥火，火从上逼，心君被扰而然。予曾用攻下之方，惜乎未服，脉象沉数而实，当入虎穴，庶可成功，宜用承气为君，佐以芳香开窍。

生锦纹四钱，玄明粉二钱，陈枳壳（炒）二钱，开连翘三钱，羚羊角钱半，钩藤钩四钱，加牛黄至宝丹一颗，去蜡壳，分化冲。

评议：《医宗必读·伤寒》："热病者，冬伤于寒，至夏乃发，头疼，身热恶寒，其脉洪盛。"《温热逢源》："伏气所发者，名为热病。"此中所述热病当属此类，"潜伏之邪从内而发，今交立夏已三日矣"，乃夏季伏气所发的暑病，常表现为壮热口渴、脉象洪大、神昏谵语等症。雷氏治疗此类病证审证求因、谨守病机，多以甘寒之品直折其热、顾护津液，药用连翘、芦根、栀子、黄芩、石膏、生地、知母、麦冬、玄参、犀角等。

何左。温热时邪已浃旬矣，身热尚燃，口干喜冷，舌苔焦黑，谵语神昏，脉来洪滑之形，两寸数而鼓指。斯由邪势猖獗逼近宫城，奈前医不知清心却热，胶守辛散之方，顾令其津干液涸乎。勉拟一方，仍商明酌。开连翘三钱，鲜竹叶七片，北条参四钱，开麦冬三钱，细生地四钱，知母钱半，活水芦根四钱，益元散三钱。

又：诸证未有进退，神识更觉昏沉，稍起痰声，牙关紧闭，当遵喻氏热阻关窍，治以牛黄丸之法。势甚危险，匪易调治，吾技已穷，高明多访。清心牛黄丸一颗，去蜡壳，用灯芯汤化服，酉刻复诊。

冯左。温热将解未解，又被湿邪所侵，日来热渴虽减，但增头疼恶寒，胸闷体痛，有汗脉缓，此系湿温之见证，不必拘于夏末秋初之候耳，一瓢子曰：湿温乃脾胃受病。当守原方，兼理中州气分。杏仁三钱，大豆卷二钱，神曲三钱，厚朴一钱，醒头草钱半，秦艽钱半，广皮钱半，生粉草五分。不加引煎服。

阮左。热秽之气由口鼻吸入，先袭于肺，次入募原，募原乃表里分界之间。邪踞于此，故作微寒壮热，有如疟状，苔白而泽，脉大而强。此邪气渐进之候，当师吴氏达原饮，使其邪溃散耳。煨草果一钱，知母一钱五分，炒黄芩一钱，制厚朴一钱，藿香梗一钱五分，佩兰草一钱，秦艽一钱五分，生甘草五分，加生姜三片为引。

又：昨用达原饮，寒已除而热尚壮，苔转微黄而薄，口渴思凉，脉息依然左部稍盛。此气分之热欲传阴分之征，当先安未受邪之地，仍守原方，佐以甘凉滋润，取其养阴助汗，俾邪从玄府而解也。不加谵妄，当不至于变逆耳。肥知母二钱，大麦冬三钱，藿香梗一钱五分，广陈皮二钱，炒黄芩一钱五分，杏仁粒三钱，芦根五钱，佩兰一钱。

又：前法中肯，遍身皆得汗润，热势已罢，趺阳尚欠平和，谷食不思，卧不成寐。此余邪未尽，胃气不和故也。今拟养胃清余，庶几渐可。藿香梗一钱五分，生米仁五钱，佩兰一钱五分，通草一钱，半夏曲一钱五分，生谷芽三钱，广皮一钱五分，粉草四分，加红枣四个为引。

又：寝食如常，精神未复，当补养之，以期康健，俾精藏乎肾，神舍乎心。但值乘龙之喜，务望保重为宜，莫谓人逢喜事精神爽耳。熟黄精三钱，柏子仁三钱，茯神三钱，枣仁（炒）二钱，制首乌三钱，沙苑子（盐水炒）三钱，加六味丸六钱，分吞。

春温

李左。脉象如循榆荚，寒热无汗，口渴苔黄，此表受春寒，夹有伏气在内。宜从春温用药，先以辛散透之。使见热渴，辄用寒凉，则寒邪非但不解，而伏气益不能达矣。紫苏钱半，秦艽钱半，广陈皮二钱，葛根半钱，豆豉三钱，生粉草八分，加葱白五寸为引。

陈左。昔贤谓：春应温而反寒，是为非时之气。一有不慎，遂感寒邪，以致头体皆疼，寒热无汗，所患渴饮之证，乃伏气内动之征。脉息举之有余，按之则数。此春温时证与风湿两途，宜乎微辛之剂先解其表，若亟进凉药，不惟外邪不解而伏气益深伏矣。荆芥穗钱半，北秦艽钱半，薄荷钱半，苏梗一钱二分，广皮钱半，豆卷三钱，防风一钱二分，淡豆豉三钱，加葱叶七茎，折去两头，作引。

又：前作春温论治，颇有微汗，则邪由是而衰，痛首已瘳，恶寒亦减，惟体热未净，口渴苔黄，此表寒透达，温热尚炎，诚恐津液被劫耳。急进甘凉之剂清热保津，用长沙白虎为君，倘无谵语神昏，逆传之变可免。煨石膏五钱，知母钱半，西洋参二钱，寸麦冬三钱，鲜芦根六钱，生甘草一钱，加粳米一撮。

评议：《诸病源候论·时气病诸候》云："春时应暖而反寒，夏时应热而反冷，秋时应凉而反热，冬时应寒而反温，此非其时而有其气。"非时之气，是指与四时气候不相宜的气候变化。此案中患者春感非时之寒邪，引动伏邪，而成春温，雷氏先以辛凉之剂解其表邪，再以甘凉之剂清热保津而收功。

湿温

吕右。湿温时证，计有四五日矣，壮热口渴，苔黄欠润，胸闷汗出，谵语频频，此湿温之邪已化为热。前医用至宝丹嫌与鄙见不合，右脉颇大，明明邪在气分，尚未逆传心包，当化脾湿，兼清胃热。是耶非耶，仍候明酌。大豆卷二钱，豆蔻壳八分，益元散（入煎）三钱，开连翘三钱，煅石膏四钱，栝楼根二钱，黄郁金一钱，广皮一钱五分。井华水煎服。

冬温

叶左。感受非节之暖，侵于肌肤，袭于华盖。即发热有汗，咳嗽喉疼。斯为冬温证也，宜辛凉宣解治之。苦桔梗一钱五分，淡豆豉三钱，料豆衣三钱，绍贝母（杵）三钱，前胡一钱五分，栝楼壳一钱五分，牛蒡子一钱五分，生甘草六分。不须引煎服。

又：身热减矣，喉间之痛尤甚，咳嗽口渴，脉数苔黄。此肺胃之热并炽，宜进辛凉之剂，毋拘阴阳两旦之方。淡豆豉三钱，豆卷（井水炒）三钱，苦桔梗一钱五分，生甘草六分，馥草一钱五分，牛蒡子（炒）一钱五分，栝楼根二钱，鲜芦根五钱，加胖大海三个。

孔左。阴亏羼质，偶受冬温，温邪袭肺，遂致喉疼咳嗽，即时贤所谓温邪先犯肺也。盖肺为娇脏，辛温之刚药难施，宜用辛平润剂，不仅冀其邪解，抑且防其劫阴。象贝三钱，薄荷八分，牛蒡子一钱五分，桔梗一钱，京杏仁三钱，栝楼壳二钱，连翘三钱，冬桑叶二钱，加甜梨皮一个为引。

又：咳嗽略瘥，喉疼更甚。经谓：肾脉循喉咙。肾阴本亏，值此当寒不寒，肾气不藏之令，则不正之温邪焉有不乘隙而入者，法当透邪顾阴治之。牛蒡子二钱，桔梗一钱五分，胡王使者八分，料豆衣三钱，射干一钱五分，黑栀皮八分，细生地三钱，玄参二钱，大洞果三个。

评议：《医效秘传·冬温温毒》曰："冬温者，冬感温气而成，即时行之气也。何者？冬令恶寒而反温热，人触冒之，名曰冬温。"冬温，即冬季感受反常气候（冬应寒而反温）而发生的热性病。此案患者邪在肺卫，当治以辛凉解表，又因患者"阴亏禀质"，需注意护其阴液，故雷氏采用辛凉甘润之品，甚合病机。胡王使者：羌活的别名。

寒疫

贺左。春时天气温和是为正气，迩日春行冬令，既先贤所谓非其时而有其气。应温暖而反大寒，寒气袭入，遂致头身尽痛，寒热无汗，脉紧有力，舌苔浮白。此寒疫之证也，当用松峰羌苏饮加减。羌活钱半，紫苏一钱二分，秦艽二钱，神曲三钱，广皮二钱，豆豉四钱，加生姜三片、葱头三个。

孙左。时交立夏，天气应热而反暴寒，倏然感触，遂致寒热无汗，头体尽疼。此受天地不正之气，即时行寒疫之证也。脉紧不数，舌苔不黄，口不作渴，前医用银、翘、芦、竹，宜其乏效。当进温散之法，使其汗出周身，俾时邪尽从表解耳。羌活钱半，防风二钱，白芷一钱二分，苏叶一钱，陈广皮二钱，淡豆豉四钱，加葱头四个为引。

又：昨所进之法，幸不冰炭，周身汗出淋漓而诸症胥减。今惟不思饮食，夜卧欠安，乃胃不和所致，宜以调中治之。炒神曲二钱，炒谷芽三钱，茯苓片三钱，广皮白一钱，半夏曲一钱，阳春子（连壳杵）四颗，藿香叶四分，粉甘草五分，加鸡肫皮二枚为引。

　　罗左。夏应热而反凉，是为不正之气。近病寒热头痛者众，即叔和所谓时行寒疫也。《礼记》又谓：仲夏行秋令，则民殃于疫。按病初起头痛难禁，先寒后热，今计六日，诸恙依然，更增两耳欠聪，肌肤乏汗，脉弦而紧，苔白而浮。此寒疫之邪将由表欲入里之候也，尚宜辛温之剂以达其邪，毋使其深窜于内，得能转疟斯不碍矣。川羌活钱半，防风钱半，藿香钱半，淡豆豉四钱，苏叶钱半，广皮钱半，六神曲三钱，生草五分，加生姜三片、葱头五个。

　　又：昨法已中，驱热从汗而解。今则神疲重听，脉尚挺然，显系余气未清，正气累弱，法当攘外安内善后，再议补方。神曲（炒）三钱，广皮一钱，藿香钱半，佩兰钱半，粉草五分，苡仁五钱，豆卷三钱，茯苓三钱。

　　评议：《素问·本病论》曰："清生风少，肃杀于春，露霜复降，民病瘟疫早发。"这指出了非时之寒与瘟疫发病的关系。《说疫全书·卷二》云："寒疫……当天气方温热之时，而凄风苦雨骤至，毛窍正开，为寒气所束，众人同病，乃天实为之，故亦得以疫名也。"此寒疫是由寒邪引起的具有较强感染性、易流行的急性发热性疾病，其发病与天时运气、季节、气候密切相关。在病症上多表现为畏寒发热、咳嗽、气壅痰喘、胸部痞痛、鼻塞声重、涕唾稠黏、咽痛齿痛等。在治疗时需以达邪外出为先，方多选用《太平惠民和剂局方》中的圣散子、刘松峰《松峰说疫》中的羌苏饮等。

泄泻

孔右。入夏以来忽患腹疼便泄，脉息双弦之象，必因春伤于风，风木留连，中土受克，致成飧泄耳。软防风钱半，土炒白芍一钱，茯苓片三钱，煨广木香五分，土炒白术一钱，煨葛根八分，陈皮钱半，水炙甘草五分，加干荷叶一钱入煎。

又：脉转缓弱，泄变为溏，中土累虚，当培卑监。潞安党参（米炒）四钱，酒炒黄芪二钱，白术炭钱半，茅苍术七分，陈广皮一钱，煨木香四分，葛根炭六分，升麻三分，加荷叶蒂一个为引。

潘左。抱河鱼之疾半载未瘳，脉沉缓而少神，苔微白而舌淡，饮食俱废，神倦懒言。此脾土受伤，不司运化，则湿由内而起，内湿反困于脾，致使诸疴毕集。前医之方皆是扶脾化湿，可谓合拍，而迩日之泄反甚于前，稀水多而色白，后重坠而难禁，何也？因思太仆有云：溏泻日久，是无火也。此证非但脾土累亏，抑且命门乏火，拟以补火生土，兼举脾元，未识当否。补骨脂钱半，肉果霜六分，西潞党参（米炒）四钱，米炒黄芪二钱，米炒于术钱半，茅苍术（米炒）五分，广木香（煨）三分，绿升麻三分，加煨姜四分、粳米一撮。井水煎。

评议：清代程杏轩在《医述》中引王叔和言："溏泄日久，止发无恒，是无火也。"本案患者有腹疾（河鱼之疾）半年多，泻痢日久，脾肾阳气受损，命门火衰，故治此证须脾肾同治方可见效。

余右。脉似琴弦，腹疼水泻，怯风出汗，身体微烧。此乃风木之邪内乘湿土，即经所谓"春伤于风，夏生飧泄"之病，姑仿草窗治痛泻之法。防风钱半，葛根（煨）八分，于术（神曲炒）一钱，白芍二钱，茅苍术（土炒）八分，陈皮钱半，木香（煨）六分，甘草六分，加荷叶二钱入煎。

又：风木已宁，湿土未化，痛泻未愈，又加腹肿足浮，脉转缓涩，舌苔微白。明系湿为气阻，脾被湿侵，当宗《内经》肿满属脾拟方。土炒茅术一钱，于术（神曲炒）一钱，广皮钱半，加皮二钱，酒洗腹皮一钱，姜衣八分，苓皮二钱，木香六分，加鸡肫皮二个为引。

评议：《景岳全书》中载刘草窗痛泻要方，其组成为防风、陈皮、白术、白芍。《医方考》云："泻责之脾，痛责之肝，肝责之实，脾责之虚，脾虚肝实，故令痛泻。是方也，炒术所以健脾，炒芍所以泻肝，炒陈所以醒脾，防风所以散肝。"雷氏以此方为基础加减，水泻较之一般的泄泻更为严重，故添葛根止泻、苍术祛湿、木香理气，加甘草与白芍，成仲景芍药甘草汤之意，缓急止痛。防风与葛根又可解表，以疗其怯风汗出，身体微烧。荷叶于泄泻可祛湿、升阳，于表又可清热，故为引药，有表里双解之妙。

卫翁。去岁仲冬患泻，迄今数月以来滑泻更甚于前，脉象沉虚无力，形体尪羸，腹无滞痛。此明明脾气虚陷下脱之征，年迈气虚，理当补涩并用，得能小效，渐期瓠子功成也。西潞党参五钱，白茯苓二钱，炙黄芪三钱，土炒于术二钱，酒炒白芍一钱，赤石脂（煅）一钱，肉果霜五分，绿升麻三分。井水煎服。

又：服前方神色颇爽，第滑泻如昨，溺短而清，脉象相符，尺部更兼迟细。显是命门无火，脾土无以资生，今拟补火生土之法。补骨脂钱半，肉果霜八分，菟丝子钱半，广木香（煨）三分，怀山药（炒）二钱，土炒于术二钱，西潞党参四钱，淡附片六分，加胡桃肉二个。井水煎。

祥林。韶龀之年脾土本弱，过食瓜果，水湿内留。夫脾脏主乎输运，今被湿气所滞，不能司运而下陷，致成水泻。经云：脾恶湿而喜燥。当用四君合平胃治之。西潞党参（米炒）二钱，炒苍术五分，广陈皮八分，白茯苓二钱，制厚朴五分，焦楂肉一钱五分，焦于术一钱，广木香三分，加鸡内金二个为引。

程妪。恙后遇食，腹中遂瀉，嗳腐便泄，脉缓差神。此脾阳式微，不能输运，以致饮食时恒停积，法当温运中州，用会卿六味异功，更佐以消导之品。西潞党参（米炒）四钱，于术（土炒）钱半，茯苓片三钱，炙甘草五分，广皮钱半，淡干姜四分，缩砂仁（研冲）八分，焦楂肉二钱，加鸡内金二个为引。

痢疾

叶左。泄泻虽止，更转为脓血，殊觉可虑，丹溪以为脾传肾之逆候。况脉有浮洪之象，更非痢家所宜，姑仿先贤和血则便脓自愈之法。土炒白芍一钱五分，酒炒当归一钱五分，川黄连五分，炒黄芩八分，银花炭二钱，地榆炭一钱五分，陈枳壳一钱，炒通曲一钱五分，广木香（煨）四分，加干荷叶二钱为引。

裴左。痢后失调，必有湿毒留于肠胃。盖肠胃为肺脾之腑，腑病及脏，而皮毛肌肉应之。今皮毛脱落，肌肉浮紫，脉象重按则数，举起似浮，此肠胃湿毒熏蒸于外而成癞症显然矣。近日肤间作痒有若虫行，乃因湿甚生风，风胜生虫之故，拟以苦参汤加减治之。苦参二钱，细生地三钱，刺蒺藜一钱五分，蝉蜕一钱，地肤子一钱五分，川萆薢二钱，牛蒡子一钱五分，草胡麻一钱五分，加绿豆衣三钱为引。

唐左。患痢五朝，脉浮躯热。前哲虽谓身热病重，然有恶寒头痛相兼，此属外感凉气，询无疑矣。治当先解其表，俾伏气亦向表而出也。羌活一钱二分，独活一钱五分，前胡一钱五分，柴胡一钱二分，桔梗一钱，枳壳（炒）一钱，葛根一钱，广木香（煨）五分，加干荷叶三钱为引。

龚左。阴亏弱体，滞下二十余朝，色赤稠粘，登圊无度，烦热口渴，彻夜不眠，斯为阴虚痢也。三部动而中止，下元虚极无疑，当遵石顽泻热存阴之旨，棘手之恙，拟方候商。忍冬花二钱，川黄连五分，生地炭四钱，丹皮一钱五分，阿胶珠一钱五分，白芍炭一钱二分，茯苓片三钱，泽泻一钱五分，加粳米一撮为引。

胡左。尊体本薄，患痢一月有余，形色黄癯，腹疼后重，下如屋漏之水，脉来微弱无神。此元气虚馁明矣，理当补益，若再攻下，便是重虚其虚。东洋参（米炒）三钱，于术（米炒）一钱，归身炭二钱，白芍炭一钱二分，罂粟壳（炙）一钱，诃子皮二钱，黄芪（炙）一钱五分，煨木香四分，肉果霜五分，加炒粳米一撮为引。

刘左。年已古稀，脉若水流之象，久痢不已，良由仓廪不藏，证势非轻，当防虚脱。西潞党参（米炒）四钱，于术炭一钱五分，黄芪（米炒）二钱，炙甘草五分，诃子肉二钱，肉果霜六分，罂粟壳（炙）一钱，煨木香四分，加陈仓米一撮、荷叶蒂一大个，仰辅罐底。

疸证

余左。素有山涛饮量，湿热久积于中，中土不和，常翻黄水。昨途中冒雨归来，首裹身疼，寒洒热炎，胸闷不渴，脉来弦缓之象，良由风湿外加。腹内时疼，气机亦滞，表里之湿皆不达化，大有黄疸之虞。治宜畅气透邪，和中消积，望其桴鼓相应耳。茯苓三钱，制半夏二钱，秦艽钱半，茵陈三钱，炒苍术一钱，豆豉三钱，枳椇子二钱，广木香（煨）六分，吴萸八分，川黄连（炒）三分。流水煎服。

季左。素贪桑落不能无湿，孤脏受之，遂失输运之职，致糵饦之积与湿团结于中，酝酿多时而成疸证。面目黄甚，溺如檗汁，脘胀不食，右关脉滑而弦，此酒疸兼谷疸也，宜祛湿清导之。绵茵陈四钱，土炒苍术一钱，茯苓三钱，新会皮二钱，焦山楂三钱，制川朴一钱，秦艽一钱五分，大腹皮（酒洗）一钱，枳椇子三钱，加鸡内金三个为引。

评议：桑落，即桑落酒。纂饪，指米面之食。本案患者因嗜酒导致脾脏运化失司，水谷难化，与湿抟结，而成黄疸。类似仲景所言"酒疸""谷疸"兼合。《金匮要略·黄疸病脉证并治第十五》云："风寒相搏，食谷即眩，谷气不消，胃中苦浊，浊气下流，小便不通，阴被其寒，热流膀胱，身体尽黄，名曰谷疸。"又云："心中懊侬而热，不能食，时欲吐，名曰酒疸。"雷氏此案以茵陈、秦艽清湿热退黄，苍术、茯苓健脾祛湿，川朴、大腹皮、陈皮祛湿理气，焦山楂、鸡内金消食，枳椇子解酒毒、利小便，功奏利湿退黄、消食导滞之功，可谓有的放矢。

蒋左。镇日躬耕南亩，过于勤劳，劳则忘餐，餐则过饱，饱则伤脾，脾不化湿，湿与食抟，遂成黄病也。气口脉坚，当从谷疸论治。炒神曲四钱，防己钱半，土炒于术一钱，泽泻钱半，秦艽钱半，姜厚朴一钱，山楂肉三钱，淡豆豉三钱，茵陈钱半，加鸡内金二个。

孔左。脉形微涩无力，额上晦暗不明，通体皆黄，溺如檗汁，手足之心皆热，神倦异常，大便常溏，少腹急满，此皆劳疸之症。盖因时当炎热，贵务纷纭，未远房帏，遇贪生冷，故湿气内伏，酝酿成黄。此虽属湿，然不宜过利，恐伤其阴，然阴分虽亏，又不宜专补益以留其湿。症非易疗，仍访明贤参酌。绵茵陈四钱，川黄柏一钱，黑栀炭一钱五分，生甘草五分，苍术八分，猪苓一钱五分，泽泻一钱五分，官桂片八分，加六味丸五钱，作两次吞服，先汤后丸。

评议：雷氏遗存疸证医案虽仅四则，却包含了黄疸、酒疸、谷疸、女劳疸四种，在治法上以化湿邪、利小便为主。化湿可以退黄，如属湿热，当清热化湿，必要时还应通利腑气，以使湿热下泄，如属寒湿，应予健脾温化；利小便，主要通过淡渗利湿，达到退黄的目的，如有食积，则需和中消积。

疟疾

张左。体质阴虚，久嗽累成痨损，玄府不致，则秋风乘隙袭之，遂成间日寒热矣。脉象弦小而数，斯为痨热显然，法当补益为主。若执风宜宣散，未免偾事耳。西潞党参三钱，制首乌三钱，白茯苓三钱，炙甘草五分，酒炒归身二钱，西秦艽二钱，炙鳖甲二钱，川贝二钱，加生姜二片、红枣三个。

又：法中病矣，寒热顿减，近因贵务，旁午疟势又萌，此劳疟断无疑矣。脉来小滑近数，疟门成法必不投机，还宜继进补方，以防久累成瘵。西潞党参四钱，白茯苓三钱，当归身（土炒）二钱，炒白芍一钱，制首乌三钱，粉丹皮一钱五分，炙鳖甲二钱，青蒿梗一钱五分，加生姜三片、红枣五个。

王左。脉沉而弦，疟发渐晏，昨于薄暮始作，至昧爽体热退。清书谓疟疾夜发，邪入阴经，急透达，其邪向表还阳自愈。青蒿一钱五分，鳖甲（炙）一钱五分，秦艽二钱，青皮一钱五分，恒山一钱，草果（煨）八分，制首乌三钱，知母（炒）一钱，生姜三片，红枣四个。

李左。右关脉数，呕吐发热而不恶寒，每日午后一作。此阳邪独亢，病名瘅疟也。年虽舞勺，先天本亏，剥削之方断难孟浪，拟以清热兼养肾阴。大生地四钱，酒炒知母一钱，开麦冬二钱，杏仁粒二钱，川贝（杵）二钱，法半夏一钱五分，青蒿梗一钱五分，竹茹一钱五分，飞滑石三钱。黄土浆煎药。

叶左。昨防变疟，今果然矣。脉转浮弦，寒微热甚，必要汗出肤润，其热渐清。当则风疟沦治，庶不冰炭耳。柴胡一钱五分，青蒿一钱五分，淡豆豉三钱，煨草果一钱，炒黄芩六分，制半夏一钱五分，制川朴一钱，酒炒知母一钱。不须引，水煎服。

潘左。耳顺之年疟缠匝月，犹是寒战热炽，邪势鸱张，元气累虚，诚有正不敌邪之虑。脉形散漫，勉拟补正为君，祛邪为佐，如不应手，速访高明。潞安党参三钱，酒炒黄芪二钱，柴胡（鳖血炒）一钱，炒黄芩一钱，川贝母（杵）二钱，法半夏一钱五分，煨草果八分，粉甘草六分，加乌梅三个入煎。

又：脉转弦滑之形，舌苔微白而薄，先寒后热口渴，连日按时而来，分明转疟之象。盖疟者，虐也。尊体本亏，诚恐不耐凌虐，思用邪正兼顾之方，惟长沙柴胡去夏加栝楼之方为妙。盖由柴胡味薄气升，能引清气上升，主治一切疟疾，慎勿信时贤引贼入门之说耳。柴胡一钱二分，西潞党参三钱，炒黄芩八分，栝楼根一钱五分，杏仁（杵）二钱，陈皮一钱二分，佩兰一钱，粉甘草五分。不须引，煎服。

羊左。细察诸公之方，有言阳虚恶寒，阴虚发热者；有言风食相搏，寒热交作者。或补益，或消散，真如作舍道傍。兹按脉形，右部弦小，重取滑而近数，舌苔白薄而口渴，日晡寒热而无汗。此分明伏暑在内，新凉外加，阴欲入而阳拒之，阳欲出而阴遏之，阴阳交争而痎疟成矣。治宜疏表清里，当不至于柄凿耳。淡豆豉三钱，青蒿一钱五分，川贝母（杵）二钱，法半夏一钱五分，橘红一钱五分，豆蔻壳八分，知母一钱五分，六一散（入煎）三钱。

潘右。细推起恙颠末，三阳并受风邪。今寒热等证胥屏却矣，惟左耳闭塞不聪，脉来弦大。此少阳胆经尚有余邪，正合书云邪干窍闭，治在胆也。拟用微辛微苦法解之。薄荷叶一钱，荆芥穗一钱，苦丁茶钱半，青蒿钱半，夏枯草一钱，黑栀皮一钱，西抚芎一钱，粉甘草六分，加瑞草二钱为引。

余左。猝被邪侵，头痛难禁，微寒壮热。此一时之病，长幼咸若是，为疫疟证也。脉象洪大，恐有正不胜邪之变。秦艽一钱五分，薄荷一钱二分，川贝（杵）二钱，杏仁二钱，青蒿一钱五分，黄芩（炒）八分，佩兰一钱五分，西洋参一钱，甘草五分，加鲜荷叶半张为引。

又：今午寒热较前更甚，脉转弦大，客邪已抵奇恒之府矣。观其疟势过猛，惟虑正气难支，然又不宜率尔而截，碍手之证，附方候商。柴胡一钱五分，黄芩（炒）一钱，法半夏一钱五分，川贝（杵）二钱，草果（煨）一钱，西潞党参三钱，广皮一钱五分，佩兰一钱五分，加生姜三片、红枣三个为引。

又：昨日疟来，寒势虽轻而热势仍然，大渴引饮，疟退无汗，今晨下痢数度，定为热邪入里而成协热痢也。高年体弱患疟且不可，矧变利乎？今以升葛汤为主，获效方妙，否则重矣。拟方候酌。绿升麻八分，煨葛根一钱，白芍（土炒）二钱，炒黄芩一钱，川连八分，陈皮一钱五分，广木香五分，于术（神曲炒）二钱，加鲜荷叶四钱为引。

沈左。秋令疟疾，乃时令之常。今岁端阳节后患者殊众，此因非时之气所触，此为疫疟也。纠缠七日，始则连日而发，今则间日而来，寒少热多，愈发愈晏，脉象挺然于指下，舌色深绛而苔微。其邪欲入于阴，显然在目，宜仿鞠通领邪外出、防邪入阴之法以用药耳。青蒿一钱五分，炒黄芩八分，六神曲三钱，藿香梗一钱五分，川贝母二钱，佩兰叶一钱五分，炙鳖甲二钱，制半夏一钱五分。河、井水合煎。

龚左。三疟患久，气血累亏，近因丧明抱痛，加之悲郁，升降之气阻滞左胁，结起一症，此疟母也。脉来弦钝，沉分微艰。补之碍郁，消之损正，用药殊难，拟以本末兼施，庶不相左。柴胡一钱二分，酒炒黄芩一钱，东洋参条二钱，当归尾二钱，醋炙鳖甲三钱，大牡蛎三钱，川郁金一钱，桃仁粒一钱，青橘叶十片。

霍乱

姜左。仓猝之间心腹扰痛，上欲吐而下欲泻，乃暑湿饮食杂糅，交病于中，正气不堪，一任邪之挥霍撩乱，脉形微涩，宜二香汤加减治之。藿香一钱，紫苏一钱，制半夏一钱五分，广皮八分，川朴（制）一钱，神曲（炒）三钱，香薷八分，伏龙肝为引。

又：吐泻已缓，腹中偶然作疼，疼即后重，已成肠癖之局。此必因余邪未尽，食积尚停，书谓无积不成痢，其信然欤。色白者，邪在气分，脉缓而涩，必须理气消滞。炒神曲三钱，陈皮一钱五分，川朴（姜汁炒）一钱，煨木香五分，焦楂二钱，川连（姜汁炒）六分，土炒苍术八分，加鸡内金二枚为引。

又：理气消滞之方，未获深中肯綮，痛痢依旧，谷食不餐，呕逆频频，是成噤口之局。脉仍如昨，右关欠神，中土受伤显见，当步原法，佐以开噤扶中。煨木香八分，川连（姜汁炒）一钱，西潞党参（米炒）三钱，石莲肉二钱，白芍炭二钱，藿香一钱，法半夏一钱五分，炒谷芽二钱。陈仓米煎汤煮药。

李左。忽然吐泻口渴，心烦汗出沾衣，苔黄舌绛。此缘暑热内逼，中土受戕而成霍乱急证。脉形惟洪滑，当不至于变幻，宜用甘寒清剂。玉泉散（入煎）四钱，滑石三钱，寒水石一钱，鲜芦根四钱，扁豆衣二钱，川连（姜汁炒）一钱，茯苓片三钱，川通草一钱。井华水同黄土浆煎服。

又：脉转缓矣，吐泻定矣。然吐伤胃，泻伤脾，今虽就愈而脾胃未有不损者。口干胸闷，必由暑湿余邪未清也。兹定调中清里，以期中的。扁豆衣二钱，藿香一钱五分，白茯苓三钱，生米仁三钱，广皮一钱五分，川通草一钱，佩兰叶一钱，豆蔻壳八分，加鲜荷叶一角为引。

蒋左。脉沉而缓，寒湿直扰乎中，犯胃则呕吐，侵脾则痛泻，吐泻不已，津液顿伤，筋脉失涵，四肢挛缩，此霍乱转筋之重证，拟方候商。白茯苓三钱，砂仁（研）八分，广木香一分，制半夏一钱五分，吴萸（泡）一钱，宣木瓜一钱，广藿香一钱五分，丝瓜络一钱，广陈皮一钱五分。加灶心黄土一块入煎。

中风

杨翁。倏尔风邪偏中，左手不仁，舌强难言，邪抵廉泉之穴，脉弦兼涩，宜疏邪活络为先。年高细恙尚且耽忧，矧为中风，可不时时临履耶，拟方候酌。嫩桂枝一钱，酒炒赤芍钱半，远志一钱，石菖蒲五分，黑穞豆四钱，秦艽二钱，钩藤四钱，橘络二钱，加桑枝三钱为引。

又：抱偏风之恙忽三月矣。阅前方或补或散，或祛痰诸法咸备，言语稍得清楚，左肢尚未灵便。盖左者属血也，复庵谓"风久当活血"是也。姑遵之以期其效。制首乌三钱，酒炒归身二钱，枸杞子一钱，驴胶珠二钱，淡苁蓉一钱，怀牛膝钱半，桑寄生二钱，五加皮钱半，加鸡血藤胶（研冲）一钱。

罗翁。赐鸠之年素来康健，今忽无端仆倒，口眼㖞斜，痰壅喉间，神昏不语，此风邪直中于脏也。

但脉象大而无伦，牙关紧急，两手紧握，证势危险，用药诚难，勉用牛黄清心，冀援万一。牛黄清心丸一颗，去蜡壳，开水化之，缓缓灌下。

黄翁。龙钟迈景，气血本虚，虚邪突从外中。经谓：虚邪不能独伤人，必因身形之虚而后客之也。兹诊脉象小而且细，证见唇缓涎流，神昏不语，身肢偏废，溺出不知，当防虚脱于瞬息也。急宜参附，先虑其脱，得有转机。真正别直参六钱，淡附片三钱。井水煎浓，缓缓灌下。

评议："虚邪不能独伤人，必因身形之虚而后客之也"，此语源自《灵枢·百病始生》"故邪不能独伤人，此必因虚邪之风，与其身形，两虚相得，乃客其形"之论。

张翁。晨起进膳，忽然失筋跌仆，口眼㖞斜，左肢偏废，神清言謇，手足微温，斯乃真中之象。考《金匮》中风历节篇中有脏腑经络之分，今见诸证分明营卫俱虚，风邪直中经络为病，脉形缓大无力，当用黄芪五物为君，养血祛风以佐。炙黄芪二钱，明天麻八分，制首乌二钱，酒炒赤芍一钱，桂枝一钱，橘络一钱五分，炒当归二钱，冬桑叶二钱，加生姜二片、红枣三个为引。

杜左。脉细而弦，两腰常痛，肾水亏欠，固无论矣。迩来忽患眩晕，甚则呕吐，斯乃水不涵木，木扰乎中，即丹溪所谓风胜则地动也。宜进滋肾涵肝兼和胃法，以小定风珠合二陈加减。玄武版（炙）三钱，驴皮胶（炖冲）二钱，制首乌三钱，茯苓片三钱，苏半夏钱半，广陈皮一钱，冬桑叶二钱，稽豆衣三钱，加鸡子黄一枚入煎。

张左。眩晕呕吐经旬未获安宁，察前医之方，有言水不涵木，有言肝阳犯胃，有作痰作火论治，金未深中。脉象不弦不滑，惟右关细弱少神，舌淡苔微，饮食俱废，神疲气短，眩发遂吐，此中虚之证也。人皆知水能生木，殊未知木赖土培。今中土衰微，而风木讵不摇乎？丹溪谓风胜则地动，与此证虽异而实同。据管见当培卑监，俾中土敦厚，则风木自静，而眩呕均定矣。潞安党参四钱，焦于术二钱，法半夏二钱，白茯苓三钱，淡干姜一钱，老蔻仁（分冲）八分。井水煎服。

胡左。昼则经营，夜则斗叶，烦劳辛苦扰动五志之阳，阳动化风，忽尔头旋目眩，呕吐清涎。经谓"眩病属肝"，肝风一动，而阳明遂受其制，治宜滋水涵肝，熄风安胃。黑驴胶（蛤粉炒）二钱，制首乌二钱，杭白芍（酒炒）一钱，稽豆衣三钱，明天麻一钱，茯苓片三钱，法半夏二钱，冬桑叶三钱，加黑芝麻三钱为引。

又：呕吐已宁，前法似吻合矣。但有时面热颧红，头昏目黑，是阳明中土虽得稍定，而肝阳尚未能平。细按其脉，阴弱阳强，此分明肾水虚于下，肝阳越于上。仿先贤上实下虚之证，先清标恙为宜。大干生地四钱，粉丹皮一钱，鳖甲（炙）二钱，左牡蛎二钱，钩藤钩三钱，羚羊角（镑）一钱，冬桑叶二钱，怀牛膝钱半。井水浓煎暖服。

评议：斗叶，亦作"鬬叶"，一种博戏，纸牌戏之一种。《素问·至真要大论》言："诸风掉眩，皆属于肝。"此案患者日夜劳伤心神，内耗阴液，以致肝阳化风，胃腑受戕。故治以滋水涵肝、熄风安胃之法。

王翁。逾七望八之年，体虽丰厚，气必空虚，今晨倏然昏倒，人事不谙，但无口眼㖞斜，非真中风可辨。此即东垣所谓，内伤之人烦劳过度，清气不升，忽尔昏冒，为类中门中之虚中也。脉形缓弱，气虚显然。法宜以补益为君，未识乌荛可取否？东洋参三钱，土炒于术钱半，炙黄芪二钱，炙甘草五分，抱茯神三钱，台乌药八分，陈广皮（姜汁炒）一钱，升麻五分，加姜汁一匙冲服。

胡翁。大耋之年真阴早损，半身不遂已有匝月，迩日尤不能言，神昏志乱之厥，尺脉模糊不起，肾虚内夺脱然。当仿河间治暗痱之法，治之可也。大熟地八钱，阿胶（炖冲）三钱，寸麦冬三钱，川石斛二钱，淡苁蓉钱半，远志肉一钱，石菖蒲五分，冬桑叶三钱，加生黑芝麻三钱为引。

祝翁。晨起头旋目眩，肝风已内动矣。顷间跌仆，神识模糊，喉中略有痰声，脉彰浮滑之象，此内风召外风之证也。外风入里，痰随风起而心君遂被痰迷，但嫌鼻息如鼾，恐有变幻之虑。急宜平肝熄风，疏痰开窍，得能清醒，庶几脱网就渊。稽豆衣四钱，明天麻一钱，秦艽钱半，冬桑叶三钱，衢橘红钱半，黄郁金二钱，远志（盐水炒）一钱，石菖蒲六分，加陈胆星（化冲）六分。

又：昨拟之法未获中机，神识仍迷，语言难出，牙关微紧，舌色微黄，此风邪必夹温气而中者可见。脉转坚大急疾，非中风所宜之象，且鼾睡依然，更非吉兆。推其平昔之体矍铄可称，虽在望七之年，亦当先平标恙，参附、十全等剂必不相宜。再勉一方，另商明手。白僵蚕（炒）三钱，川贝母（杵）二钱，天竺黄二钱，杏仁粒三钱，橘络钱半，黄郁金二钱，远志（蜜水炒）八分，石菖蒲五钱，加陈胆星（化冲）八钱。

咳嗽

章右。天气肃而燥胜，患肺病者居多。素抱咳嗽之疴，近来益剧，脉形弦劲，必有燥气相加，法宜清畅润剂。冬桑叶三钱，甘菊花一钱，京杏仁二钱，栝楼衣二钱，苦桔梗一钱五分，牛蒡子（杵）一钱，淡豆豉三钱，薄荷一钱二分，加甜梨皮一个为引。

万左。朔日患咳，今甫一旬。始则头痛洒淅而无胸闭，今反胸闭不得安眠。阅前方乃云秋燥，不知燥行令在秋分之后，而沙参、麦、玉宜其冰炭矣。脉象浮缓近迟，舌苔微白而薄，更觉洒然毛耸，咳嗽痰稀，此系凉风袭肺，法当微辛以散之。前胡一钱五分，薄荷一钱二分，甘草五分，苏梗一钱五分，桔梗一钱，杏仁（杵）二钱，法半夏一钱二分，陈皮一钱五分，加生姜二片、葱叶五茎为引。

潘左。平日耳鸣，肾气素亏固矣。近被寒风所冒，又逢合卺之欢，鼻塞咳嗽未瘥，刻下犹增腰痛，脉象阳浮阴弱，是太阴肺经之邪偶袭少阴肾脏之候。宜于先理其标，后培其本。前胡一钱五分，桔梗一钱五分，苏梗一钱四分，杏仁三钱，广橘红一钱五分，法半夏一钱五分，独活一钱二分，粉甘草五分。长流水轻煎。

又：鼻窍既通，咳嗽亦减，疏邪之法已获效矣。何以腰痛如断，耳更重听？盖腰为肾之府，耳为肾之窍。脉象不浮而涩弱，明系外邪透解，肾脏受亏，法宜补水纳肾，则断者可续而聋者可聪。熟地黄四钱，萸肉（盐水炒）一钱，潼关子二钱，怀牛膝一钱五分，金毛狗脊四钱，续断一钱五分，茯苓片三钱，泽泻一钱五分。井华水浓煎。

评议：本案患者素体肾亏，又冒风寒，脉象见阳浮阴弱，即寸脉强而尺脉弱或寸脉实而尺脉虚，尺脉弱则为荣阴弱，乃本虚标实之证。本虚较久不易速治，又恐留邪，而标实为新感，邪宜速祛，故需先治标，后培本。

任左。体质本单，彻宵斗叶，火从内发，风又外侵，是以头痛洒寒，目赤咳嗽，兼之涕泪淋漓，此肝肺受邪，宜微辛以解表，微苦以清里。淡豆豉三钱，薄荷叶一钱，荆芥一钱五分，广皮一钱五分，甘菊花一钱，桑叶三钱，苦桔梗一钱五分，蝉蜕一钱。水煎暖服。

沈左。干咳半载，每遇烦劳而咳益甚，脉象两寸俱数，分明金被火刑。若非曲运神思，提起心包之火，则相傅之官治节有职，出入自如，何咳之有？惟其劳神烦冗，故火从内而生，故烦劳二字皆从立火，火既内炽，而肺金宁不伤乎？法当清火保金，则咳可望其止，更能清心慎口，静处安神，药饵方冀建功，否则有劳损之患，可不慎欤？北条参三钱，天冬钱半，桑白皮一钱，栝楼壳钱半，驴皮胶珠二钱，冬花钱半，叭哒杏仁（杵）二钱，加枇杷叶（去毛蜜炙）三钱为引。

冯左。自虚中馈，百事劳神，久嗽不宁，情怀欠畅，脉濡苔淡，食减便溏，此仓廪之官已累虚矣。古人云：脾胃一虚，肺气先绝。前医清金止嗽，见病治病，有何益耶？究不若扶土生金为胜，务须曲自解譬，庶免日累日深。潞党参四钱，土炒于术一钱，怀山药二钱，霞天曲三钱，苏芡实（炒）二钱，粉甘草（水炙焦）五分，加湖莲肉七枚、干荷叶一钱为引。

蒋左。体本阴虚，咳嗽半载，声音忽哑，形色清癯，此肺经虚损。迩来痰不易出，定为燥气所加，脉数而洪，斯时最忌，即经所谓秋得心脉为逆也。姑仿嘉言清燥救肺之法。西洋参二钱，麦冬三钱，细理石（煨）三钱，大生地四钱，阿胶（炖冲）二钱，京杏仁二钱，冬桑叶二钱，枇杷叶（炙）三钱，加大洞果三个为引。

又：复按脉形，似乎稍缓，咳痰略滑，音哑颇扬。据云半月未获更衣，必因燥热结于肠胃，再守原方治之。西洋参一钱五分，麦冬二钱，大生地四钱，玄参一钱五分，阿胶（冲）三钱，大麻仁（杵）三钱，京杏仁二钱，栝楼壳二钱，加梨浆一盏冲服。

评议：秋得心脉，原文见《素问·玉机真藏论》。其云："所谓逆四时者，春得肺脉，夏得肾脉，秋得心脉，冬得脾脉。"细理石，即石膏。

任左。脉数无力，舌绛无苔。此属阴虚，虚则生热，热烁肺金，以致骨蒸咳嗽，惟滋阴降火为宜耳。大生地四钱，丹皮一钱五分，地骨皮一钱五分，冬桑叶二钱，北沙参三钱，叭哒杏仁二钱，川贝（杵）二钱，怀牛膝一钱五分，加枇杷叶（蜜炙）三钱为引。

徐右。寸脉滑而且数，咳嗽半月，声音不扬，此风火之痰盘踞于肺，即先贤所谓"金实则无声"也。理当先搜其肺，体质虽弱，不能辄服燕、参。若偏于补，真是以珠弹雀。桔梗一钱，甘草六分，薄荷八分，麻黄八分，川贝二钱，橘红一钱，桑叶二钱，蝉衣一钱，加橄榄三个为引。

评议：以珠弹雀，意为用珍珠弹麻雀。比喻轻重颠倒，得不偿失。此案风火之痰壅盛于肺，当先清火涤痰，若以燕、参滋补，则无异于以珠弹雀。

邱左。寸关皆见迟象，咳嗽畏寒，腹疼便泻。前医以咳为肺病，痛泻为脾病，两太阴合法，未尝差谬，服之不得神效。因思《内经》有"形寒饮冷则伤肺"之谓，是为内外合邪，又谓微则为咳，甚则为痛为泻。悉系肺经致病，揆其见证，理当专治肺家。金沸草（绢包煎）二钱，麻黄八分，前胡一钱五分，制半夏一钱五分，荆芥穗一钱，苏梗一钱。不加引，水煎。

评议：此案患者寸关皆迟，又见"咳嗽畏寒，腹疼便泻"，初看当为肺脾之病，故前医肺脾同治，然疗效不尽如人意。雷氏从《内经》得到启发，认为此乃肺经致病，故以肺家为治。

沈左。脉象寸强尺弱，肾经早损，咳嗽多时。迩加感凉风，遂入肺经气分，其病自上而下，母病传子而至于肾，肾咳不已，则脏病而又移于腑矣。今咳甚而遗溺者，显系膀胱之腑受肾脏之病也。既蒙委诊，姑用念莪先生之法，弄斧于班门，未识然否，即希正之。白茯苓三钱，生甘草五分，桂枝一钱二分，杵杏仁二钱，覆盆子一钱，菟丝子一钱，补骨脂（盐水炒）一钱二分，加胡桃肉三个为引。

胡左。据述寒热作嗽，胸胁皆疼，法用祛风理肺，药不对症，改用沙参、麦、味，则嗽益增剧矣。脉象迢迢而滑，邪必在乎少阳，断不可舍脉从证而治。况戴氏有云：少阳有嗽当从和解治之，毋徒从事于肺。薄荷钱半，柴胡钱半，炒黄芩钱半，制半夏钱半，前胡钱半，粉甘草八分，加生姜三片煎服。

又：进和解法，寒热减而咳嗽疏，斯嗽属少阳固无疑矣。今髑骺作痛，季胁尤甚，左脉转为滑大，定有痰留于络，当率原章稍为移易。薄荷叶钱半，柴胡一钱二分，制半夏钱半，旋覆梗二钱，橘络钱半，白芥子五分，加葱叶五茎为引。

孔右。抱失血之疴两三载矣。每于欲发之先，咳呛甚勤，而娇脏靡不受亏。今红虽住而咳逆依然，脉象小数而来。宁乏虚劳之虑，当作内伤治之，可归珂里调养。北沙参三钱，阿胶（蛤粉炒）二钱，生米仁四钱，甜杏仁二钱，冬桑叶三钱，白茯苓三钱，百药煎钱半，加枇杷叶三钱、糯米一撮为引。

又：脉仍小数，虚象也。先哲云：因咳嗽而有痰者，以咳为金。还宜专理肺经。北沙参四钱，阿胶（蛤粉炒）二钱，川贝母（杵）二钱，京杏仁二钱，万岁藤二钱，栝楼壳三钱，生米仁四钱，冬桑叶二钱，加枇杷叶（去毛蜜炙）三钱为引。

余左。脾亏生湿，湿生痰，痰袭肺，肺不降气，气逆则嗽矣。先哲云：久咳有痰，当治在脾。以脾为生痰之源也。用六君子汤增损治之。西潞党参四钱，白茯苓四钱，于术二钱五分，煨姜五分，广皮（盐水炒）一钱，法半夏一钱五分，生米仁五钱，京杏仁二钱，加金橘饼二枚入煎。

又：久嗽未宁，犹加眩晕，因痰气上逆而然。书谓：痰在头则眩。又谓：不治痰而治气。当循原法稍增降逆。西潞党参三钱，怀山药（姜汁炒）二钱，茯神三钱，法半夏一钱五分，广皮（盐水炒）一钱，杏仁（杵）二钱，玉苏子（炒）五分，枳壳（炒）一钱，加生姜三片煎服。

徐左。曩抱吐红之恙，六载未萌，自人日感受风温，标证皆却，独咳嗽延及于今，日来更甚于前，脉象滔滔满指，此必系太阴肺脏加受新邪。诚恐缠绵，震动阳络，急用清金宁咳法，以杜鱼池之累耳。冬桑叶三钱，牛蒡子（杵）一钱，京杏仁二钱，马兜铃八分，浙贝（杵）二钱，地骨皮钱半，栝楼壳二钱，加枇杷叶（去毛蜜炙）三钱为引。

又：昨进之剂，咳嗽已减矣。脉仍拍拍而来，红虽未动，但通体发躁，遂有汗铺，此阴虚于内，阳越于外之候，法惟育阴潜阳，佐以清金之品。玄武版三钱，炖冲阿胶二钱，制首乌二钱，海蛤粉钱半，叭哒杏仁三钱，川贝母（杵）二钱，加枇杷叶三钱、小麦二钱为引。

杨左。患咳嗽已久，自知阴虚体弱，所进之方不外六味、八味，且咳嗽未瘥而胃口又闭。诊其脉，神门果弱，寸口紧数，投以壮水济火之法而反不效者，何也？昔介宾有云：欲治下者，不在乎下而在上。静而思之，殆取其金为水母之义耳。且金为土子，实其子以苏其母，则不惟咳嗽可减，而胃口亦冀其开，然乎？否乎？空沙参五钱，明玉竹三钱，生米仁五钱，茯苓三钱，麦冬三钱，苏半夏一钱五分，炙草六分，加粳米一撮为引。

僧某。素抱咳闭之疴，淹绵半载。今春屡发，至夏颇勤，昨饮般若汤，则咳益增而痰益盛。故古人谓，恣饮则生痰助火，询无谬矣。今早痰内兼红，右关脉数，酒热戕胃显然，必须宣肺清胃，佐以解醒治之。叭哒杏仁（去皮尖）二钱，川贝母（去心杵）二钱，枇杷叶（去毛蜜炙）二钱，冬桑叶三钱，开麦冬二钱，栝楼根一钱五分，葛花一钱，枳椇子二钱，加藕节三钱为引。

沈左。晨兴夜寐筹笔劳神，则火从内而生，故薛氏有二火著力为劳之说。夫火内燃而制金，金失清降而气逆，是以干咳不断，形体较昔清癯，劳损之象露一斑矣。迩遭奉倩之悲，悲则伤肺，肺气壅滞，咳闭尤增。今痰内夹红，胁间胀痛，脉来弦涩之象，乃肺郁兼肝郁之候也。当遵古人金喜清肃，木喜条达之旨可钦。川贝母（去心杵）三钱，黄郁金一钱五分，冬桑叶三钱，粉丹皮一钱五分，怀牛膝一钱五分，薄荷叶八分，枇杷叶（蜜炙）三钱，旋覆梗二钱，加藕节三钱。

又：清金达木之方幸而奏效，痰红胁痛皆除，干咳犹存，自觉由下冲上者，必因先天肾脏乏摄纳之职也。今当专补肾水，弗宜再理肺肝为是。熟地五钱，天门冬一钱五分，怀牛膝一钱，粉丹皮一钱五分，白茯苓三钱，冬虫夏草一钱，山药二钱，阿胶珠一钱五分，紫石英（捣）五分。井水浓煎温服。

评议：奉倩之悲，借指丧妻，源见"荀令伤神"典故。三国时期魏国荀粲，字奉倩，因妻病逝，痛苦不能自已，每不哭而伤神，以致岁余亦死。此案患者前有劳损之象，后有丧妻之悲，以致肝肺皆郁。

程左。寸口脉紧，苔白而浮，此肺经受寒之象。经谓：时感于寒，微则为咳，理当温散自瘳。防风一钱五分，橘红一钱五分，桂枝一钱二分，杏仁二钱，厚朴八分，甘草八分，加生姜三片煎服。

又：温散之方冀其咳止，而反稀痰多甚，必因秋令伤湿，湿酿成痰，被寒即触动耳。杏仁二钱，厚朴一钱，茯苓三钱，法半夏一钱五分，广皮一钱五分，苡仁五钱，加生姜三片入煎。

哮喘

吴右。体素柔弱，腠理空疏，偶然感受风邪，触起痰喘宿痰，呼吸不利，胸闭洒寒，太渊浮滑之形，显系风痰壅塞于肺，肺气不降，至夜卧不能安枕耳。先贤云：喘病在肺为实。暂进标药可也。前胡一钱五分，苏梗一钱五分，旋覆梗二钱，葶苈子五分，法半夏二钱，化橘红一钱，杏仁二钱，枳壳一钱，加红枣四个为引。

童左。素患哮喘，约有半载未萌。近因忽断琴弦，遇悲伤肺而又发。盖肺主皮毛，毛窍不固，则寒邪乘隙而入，以致喘满气高，脉形上盛。此非华盖散不克，暂治其标，务期怀抱自宽，毋使神伤奉债耳。麻黄一钱，杏仁二钱，玉苏子（炒杵）六分，橘红一钱五分，茯苓三钱，炒枳壳一钱，制半夏二钱，甘草六分，加生姜三片为引。

蒋左。据示所患痰喘屡进肺药无功，曾服桂附八味似乎中鹄，此属肾虚而非肺实者明矣。迩来喘逆复萌，清痰上泛，两尺之脉迟细，必因肾虚不能制水而为痰，又不能纳气而为喘，论证用药究不出八味之范围。亚岁近矣，一阳将复，则药饵庶克建勋。大熟地五钱，山萸肉一钱，怀山药二钱，白茯苓三钱，猺桂末（分冲）六分，淡附片一钱，补骨脂一钱，五味子四分，胡桃三个。

倪左。抱喘逆之恙，燕鸿五度矣。近感寒气而萌，较昔为甚。胸下膨膨，卧不安枕，少有劳动，气遂上奔。思《内经》有膨胀而喘属肺病，喝喝而喘属肾病。今之见证确系肺肾兼病也。脉形浮滑，沉分则弱，宜于宣之、纳之，是本末并治之法也。京杏仁三钱，葶苈子（红枣肉一枚同捣入煎）五分，补骨脂一钱五分，法半夏二钱，茯苓片三钱，怀牛膝一钱五分，大熟地（煅磁石五分同捣）五钱，加胡桃肉三个为引。

又：仍守宣畅肺气，固纳肾气法。甜葶苈子（红枣肉一枚同捣入煎）八分，玉苏子（炒）八分，法半夏二钱，北五味三分，补骨脂一钱五分，大熟地（煅磁石五分同捣）五钱，加胡桃三个为引。

姜左。喘息之证，因风痰为病者居多。今气促不休，抬肩肢冷，一无畏寒鼻塞，断非新感风邪。脉息又加沉涩，定属肺气虚损，出入升降已失常度矣。但汗出发润，大有肺绝之虞，仍访卢医，望援万一。东洋参六钱，五味子一钱，破故纸二钱，加紫衣胡桃肉五个为引。

刘左。经谓咳喘上气属气有余。有余二字，指人初受外感，未伤乎肺而言。尊恙三载以来，清虚之脏未尝不损，岂有余之证耶！阅前所服之方，皆是苏、葶、杏、朴，讵非重虚其虚。况阴分素亏，时常精泄，补之不暇，剥削奚堪。今脉沉涩，喘促汗多，如斯脉证，诚为可虑，法宜镇摄固纳。若于此时治肺，便是刻舟求剑矣。熟地（磁石粉捣）五钱，茯苓二钱，萸肉（盐水炒）一钱，五味子（蒸晒杵研）三分，怀山药二钱，苏芡实（炒杵）二钱，加胡桃肉三个为引。

评议：《素问·调经论》言："气有余则喘咳上气。"雷氏认为，此处当为外感受邪、肺脏未伤之证。本案患者抱恙三载，已为虚证，然前医仍予苏、葶、杏、朴之品，乃犯虚虚实实之戒也。治宜镇摄固纳为法。《内经》之文义，当明辨矣。

李左。胸满气粗，喉中痰响，此为哮吼，当宣肺邪。杏仁三钱，玉苏子（炒）一钱，麻黄八分，甜葶苈子四分，金沸草（包煎）二钱，白芍一钱五分，枳壳一钱五分，桔梗一钱二分，加金橘饼三个为引。

杨右。喘咳肿胀屈指两月，或专理肺，或专治脾，又有以先喘后肿，其治在肺者，所服之方皆未中病。脉形沉小，两尺金迟，此证当由乎肾，正合《内经》肾病腹大胫肿，喘咳身重之文，似可不必治肺治脾，理当专疗其肾。但两足之肿较昔犹甚，书谓自上而下，在女科大非所宜。勉力一方，再广访明贤可也。淡附片一钱，淡干姜五分，熟地炭四钱，车前子二钱，菟丝子一钱，巴戟天一钱五分，白茯苓三钱，泽泻一钱五分，加上猺桂末（分冲）六分。

李左。寒风壅肺，息贲上气，脉形滑极，法当温宣。杏仁二钱，芥子（炒）八分，川朴一钱，橘红一钱五分，茯苓三钱，制半夏一钱，旋覆梗一钱五分，葶苈子（用红枣肉一枚同捣入煎）五分。水煎滤服。

何右。阅萧、汪两先生案，皆谓虚肿用《金匮》肾气为君，以其先天素亏，似非谬说。然服之一无应验，何也？盖自苦喘咳以来，计有两月，忽发浮肿，稀痰甚多，夜卧不能安枕，脉来缓涩微弦，此太阴脾经必有积饮，饮袭于肺使然，五饮中之支饮即是证也。暂当苏、葶定喘为君，涤饮为佐，地、萸滋腻，现不可用。鄙见如斯，未识二公以为然否？玉苏子（炒）一钱，葶苈子（红枣肉包入煎）八分，制半夏一钱五分，川厚朴（姜汁炒）一钱五分，杏仁（杵）三钱，茯苓片三钱，广皮（盐水炒）一钱五分，粉甘草五分，加生姜三片为引。

血证

李左。阛阓之中运智筹划，则血早已暗伤。客腊曾吐红痰，今春又发，定因操劳太过，内损心脾。脉来洪大中空，乃芤象也，此阴血既损于内，而阳复越于外，致彰斯脉耳。当仿补心、归脾之意，以冀获效。倘以洪大为火，误进苦寒，其祸立至矣。大生地五钱，黑玄参钱半，西洋参钱半，川丹参二钱，天门冬二钱，寸麦冬二钱，柏子仁二钱，广木香三分，加龙眼肉五枚为引。

又：补心养脾似不冰炭，红痰已止，脉尚中空。盖血必赖营气而生，故经有中焦受气取汁变化之语。今仿先贤治血用四君收功之旨。潞安党参四钱，白茯苓三钱，米炒于术钱半，炙甘草八分，大干地四钱，炒白芍二钱，开麦冬二钱，广木香三分，加龙眼肉五枚为引。

鲍左。自云恙后未复，忽遭失怙之悲，两宵未得安眠，咳嗽缠绵不愈。诊得脉形沉细，面目神气均差，此真阴亏损不与阳交，而阳更越于上。夫阳动则化火，火炽则刑金，金气受伤断断然矣。今早痰中夹血，阳络亦伤，更因悲怒交加，其火焉能平伏。以益阴和阳，以期臻验，自宽怀抱，废蓼莪诗，望之望之。大干地五钱，驴皮胶（炖冲）二钱，旱莲草三钱，女贞子三钱，北沙参三钱，麦冬（去心）二钱，合欢皮钱半，夜交藤三钱。井水煎服。

评议：《诗经·小雅·蓼莪》言："无父何怙，无母何恃。"失怙之悲，即失怙之痛，意思是失去父亲的痛苦。病由悲忧，失眠、咳嗽、痰中带血，阴血不足，处方以滋阴润肺、养血宁神为主。

吕左。红恙两载未萌，蚤占勿药，讵料今春复发。忽吐盈杯，自觉从左胁而来，此肝家之血显然在目。前医专用伐肝之方，殊不知伐肝则肝虚，虚则血不能藏，焉望其止。参伍不调之脉，定然肝血累虚，理宜滋养其肝，肝气和平，则血有所归矣。尊体因红而损，药笼未必可离，倘未应验，广访高明商治。阿胶（炖冲）二钱，制首乌三钱，旱莲草三钱，杭白芍一钱，冬桑叶三钱，粉丹皮钱半，怀牛膝一钱，藕节二钱。井华水煎。

胡妪。背脊疼痛牵引腰脊，昼安夜剧，晨起忽吐红痰，是属血虚滞痛之证。香岩以背痛失血为络虚，似异而实同也。脉似慈葱，非太阳受邪之痛明甚。理当养血为主，倘用疏散之方，何异诛伐无过。酒炒归身二钱，酒炒白芍钱半，盐炒杜仲三钱，金毛狗脊五钱，制首乌三钱，秦艽钱半，西潞党参二钱，酒炒丹参二钱。井华水煎服。

僧某。吐血三年，皆因平昔积劳而起。每逢经忏稍冗，故恙复萌。今春至秋既占勿药，迩日过劳动火，反加外冒凉风，则内火愈炎而阳络被扰，致使血涌无数，通体皆烧，病至如斯，犹然痨躁。既皈释教，五蕴当空，万事撇开，洗心静养，宜用玉女煎为君。盖取其清暑滋阴之力也。证重宜慎，拟方候商。生石膏四钱，知母一钱五分，大干地四钱，开麦冬三钱，旱莲草三钱，怀牛膝一钱五分，荆芥炭一钱，粉甘草五分，加藕节三个。井水煎服。

又：昨进玉女煎法，身热虽退而血涌未停，元气大虚，络脉皆损，脉大无力，诚恐变在须臾。勉拟血脱益气之方，以期立止，否则圆寂矣。高丽参一两，井水煎浓，冲童便一杯服。

张左。红不因咳而吐者，非肺血也，乃胃血也。脉大身热，当防再涌耳。鲜芦根四钱，栝楼根二钱，细生地四钱，寸麦冬三钱，鲜石斛二钱，白茅根四钱，侧柏炭一钱五分，藕节三钱。井水浓煎。

僧某。先天肾水禀自父母，体素薄者，即能空色相，未必不亏。今见神门脉弱，舌绛苔无，腰痛如两截，咳嗽久缠二月，甚则痰中夹血，黎明盗汗淋漓。此肾阴大虚，虚火内炎，刑金劫络所致，必须壮水制火，以保其肺，尤宜丛林静养，勿以忏经为劳，望之望之。大原枝五钱，真阿胶（炖冲）三钱，玄武版（炙）四钱，左牡蛎三钱，旱莲草三钱，怀牛膝一钱五分，女贞子三钱，百药煎一钱五分，加淡菜二钱为引。

评议：大原枝即西洋参，此处用其益肺降火，生津滋液；玄武版即龟甲，此处取其滋肾养阴，壮水制火。

庐左。喘嗽多年，迩日痰中夹血，小溲多极，脉细而迟，此虚寒之证明甚，所以滋阴止血药从不相宜。据臆见理宜温补，姑拟钟乳补肺汤加减用之。东洋参二钱，五味子九粒，款冬花（炙）二钱，紫菀（炙）八分，钟乳石八分，白石英（煅）一钱，阿胶（炖冲）二钱，炙甘草六分，加糯米一撮、红枣三个。

范左。焚膏诵读过于劳神，火从内生，肺金被劫而阳络被燃，致令呛咳痰红，脉数有力，必须清金清络治之。设或早进补方，则虚损遂不可免。冬桑叶二钱，枇杷叶（炙）一钱五分，鲜石斛三钱，麦冬二钱，栝楼根一钱五分，京杏仁二钱，侧柏叶一钱五分，川贝母二钱，加藕节三钱。

又：血得止矣，足征清剂之效。今惟咳嗽未已，尤增遍体酸疼。普明子谓吐血之因，皆起于咳嗽，止其咳则血不萌。丹溪谓：人身之血难成而易亏，亏则不能源源而来灌溉于一身也。养其血则体疼自愈。脉象左涩右数，血虚肺热何疑，静养少劳最为紧要。冬桑叶三钱，金陵草三钱，叭哒杏仁三钱，马兜铃（炙）六分，枇杷叶（炙）三钱，粉丹皮一钱五分，生地黄四钱，怀牛膝一钱五分。不加引，煎服。

潘左。左脉小数，右部缓大，唾中夹血，不因咳呛而出，非肺病也，乃肾病也。盖肾属水，水亏则火炎，遂成未济之象，法宜滋阴降火，仿清唾汤大意治之。大生地四钱，麦冬三钱，玄参一钱五分，旱莲草三钱，龟版（炙）三钱，女贞子三钱，炒知母一钱，天门冬一钱，泽泻（盐水炒）一钱。井华水煎服。

张左。行师劳顿，脉络暗伤。近来外忽感风，深入大肠之络，致粪前血下鲜红。此为肠风之症，与色黑之脏毒为异也，当解阳明之风，可期渐愈。秦艽一钱五分，升麻五分，荆芥炭一钱，防风一钱二分，地榆炭二钱，槐花米三钱，炒芩一钱，苦参一钱五分，银花炭二钱，加木耳炭五分为引。

又：前解肠胃之风，乃奉准绳之法，投之即中，肠血已瘳。今惟神倦少餐，脉息缓而无力，此脾胃俱弱之候，宜《金匮》黄土汤主之。熟地炭五钱，归身炭二钱，黄芪二钱，茯苓三钱，土炒于术二钱，炙草一钱，加伏龙肝三钱、干荷叶二钱。

张左。脉沉而缓，苔泽而黄，腹内微疼，肛门稍坠，溺短而赤，溏泻夹红，此阴络被湿热所扰。倘成滞下，遂缠累难瘳，姑拟化湿清热法治之。六一散（入煎）三钱，通草一钱二分，广木香（煨）四分，炒枳壳一钱，赤芍一钱五分，生米仁一钱，赤茯苓二钱，防风一钱，加鲜荷叶一角为引。

汪右。经行半月，忽因气怒激动于肝，肝火劫络，络血大下，腹虽作痛，谅非血瘀。昔戴先生云：崩而腹痛，血注则痛止。当进逍遥、归脾加减，则血可望循经。土炒归身二钱，白芍（分冲）一钱二分，茯苓三钱，西潞党参三钱，酸枣仁（炒）三钱，广木香五分，土炒于术二钱，炙草八分，柴胡八分，加桂圆肉七个为引。

甘左。戴星出入，身心俱劳，劳力过度，内伤阴络，致使下血不已。色紫不鲜，此与肠风之证相去径庭矣。拟搜络内之瘀以用药。归须一钱五分，新降屑六分，丹参（酒炒）二钱，黄郁金一钱，桃仁泥一钱，生蒲黄一钱，茜草根一钱，青葱管五支为引。

杭妹。双眸血水时来，若太真之泪，寸脉迢迢兼数，肝经积热可知。此为眼衄之证，当清肝热为君，想专家治法大凡类是。冬桑叶三钱，甘菊花一钱，粉丹皮一钱五分，炒黄芩八分，炒赤芍一钱五分，黑栀皮一钱，细生地三钱，怀牛膝一钱五分，加陈细茶叶一撮为引。

沈左。向有鼻衄旧恙，半载未发。近因贵务纷纭，扰动五志之火，火乘肺金，以致咳嗽一声遂有鼻红喷出，清晨至夕犹未能宁，脉来洪数之形，沉分稍为欠力。素来不受热药，真阴不足无疑，滋阴降火之方定中肯綮。再执桂附引火，则予谢不敏矣。附方请教。大生地四钱，鲜芦根五钱，山栀炭钱半，粉丹皮二钱，侧柏炭二钱，怀牛膝钱半，连翘心二钱，犀角尖一钱，加鲜白茅根四钱为引。

又：脉象相符，鼻红靡已，再循旧法，佐清阳明。大生地四钱，粉丹皮钱半，犀角尖一钱，连翘心三钱，栝楼根二钱，旱莲草三钱，黑栀子钱半，麦冬三钱，加鲜茅根四钱为引。

虚损

申左。先天本虚，违和五月，曾经咳嗽唾血，胠胁并疼，似属《内经》肺咳兼肝咳之证也。今血未萌而胁疼尚缓，脉形虚弱，面目无神，日晡颧红，汗如雨下。此劳损之见证，夫复何疑。萧先生为吾道中之白眉，如何屡用标药，一无培补之方，未识何意。据鄙见当遵古圣劳者温之，损者益之之法。倘或再投剥削，何异落陷阱而又下石者？姑拟一方，仍访高才商治。大熟地四钱，阿胶（冲）二钱，煅牡蛎二钱，北五味九粒，东洋参二钱，茯神三钱，怀牛膝一钱五分，加浮小麦一撮为引。

高左。政事纷纭，夙兴夜寐，神疲体软，脉涩少神，睡觉满口无津，银海天牝皆燥。道书云：涕唾精津汗血液，七般灵物皆属阴。今现是证，此真阴虚损而无疑矣。必须大补元精，静养节劳为要。

大熟地四钱，玉竹二钱，真阿胶（冲）二钱，龟版（炙）三钱，熟黄精二钱，茯神三钱，归身（炒）二钱，加桂圆肉七枚为引。

胡左。去岁遗精之后遂有盗汗，汗愈后渐觉手足心烧，一载以来肌肉日削。古人谓：男子痨损起于伤精，精藏于肾，肾阴宁不伤乎？肾阴既伤，阴火时起，两颧泛赤，咳嗽无痰，滋补其阴则火自伏矣。必须远绣幕，避风凉，当效徙薪之慎。大生地四钱，玄武版（炙）三钱，茯苓片三钱，怀山药二钱，天门冬一钱，粉丹皮一钱五分，左牡蛎（煅）三钱，加淡菜三钱为引。

徐右。自雁行折翼，悲泣成疴。夫悲则伤肺，肺伤则咳嗽。淹绵一载，薄暮渐觉内热，洒寒毛耸，此属肺劳之证也。脉形细小而数，阴分本亏，治宜清热养阴，诚恐延为瘵疾耳。东洋参二钱，麦门冬三钱，大生地四钱，白芍一钱二分，玄武版二钱，粉甘草一钱五分，白百合二钱，炙甘草六分，加枇杷露一两，分冲。

又：洒寒蒸热并减，咳嗽未获屏除，脉显细数之形。虚火上刑华盖，仍拟养阴清热以保柔金。大生地四钱，玄武版二钱，白百合三钱，开麦冬三钱，东洋参一钱，茯苓三钱，加枇杷露一两，分冲。

张左。抱恙半年，肾阴累损。由于肾属水，水不足则虚火上炎，火烁金则咳嗽音哑，更兼潮热盗汗及遗精，脉形细小而数至，何一非真阴虚损之兆耶？此证宜补天一之水，水足则火自平而肺金可保，更宜屏去六欲，静养一载，庶有转机耳。大熟地六钱，煅牡蛎三钱，真阿胶（炖冲）三钱，粉丹皮一钱五分，东洋参三钱，寸麦冬三钱，加淡菜三钱为引。

胡左。自抱皋鱼之痛以来，彻宵不寐，心跃不宁，此必因悲哀泣涕而伤心血。寸口虚象，法当安养心营，顺变节哀，药饵始效。茯神（辰染）三钱，酸枣仁（炒）二钱，合欢皮二钱，远志一钱，归身（炒）二钱，制首乌三钱，丹参（酒炒）二钱，炙甘草七分，加桂圆肉七个为引。

评议：皋鱼之痛，亦作皋鱼之恨，源见"风木之悲"典故，借指人子对父母亡故、不及奉养的伤痛之情。明·邵璨《香囊记·分岐》云："但母亲年老，不能厮见，皋鱼之恨，尚自不免。"

胡右。素来多病，玉体本柔，前月因跌而惊，灵台震动，怔忡不寐，喜静畏烦，日来汗出上体，脉形尺弱寸浮。此肾阴内亏，心阳外越之象，当用咸味介类，俾水火相交，阴阳得偶，庶几厥疾可瘳。更宜怀抱自宽，药饵始能有效。大干地四钱，大熟地四钱，玄武版（炙）三钱，左牡蛎三钱，女贞子二钱，夜交藤三钱，酸枣仁三钱，加淡菜三钱、浮小麦三钱为引。

又：恙缘肾阴本虚，惊伤心君而起。前进咸味介类，汗敛而寐亦安。今心跃未定，舌发黄疮，斯乃心火上炎，恐有心劳之累。法宜补肾养心为要，但药虽有补养之功，究不若宁神涤虑为妙耳。生、熟地每五钱，玄武版（炙）四钱，阿胶（炖冲）三钱，抱茯神三钱，柏子仁二钱，酸枣仁（炒）二钱，赤丹参（炒）二钱，黑玄参一钱五分，加龙眼肉七枚为引。

又：舌疮已愈，心跃稍安，依然辗转不眠，脉息动而少静。古贤云：久病当推寝食。今不寐烦躁，脘闷少餐，此心脾合病之症也。闻响即惊，畏首畏尾，皆属虚象，故方书有虚怯之名。姑舍滋补之方，权以养心理脾为治。柏子仁三钱，酸枣仁（炒）三钱，赤丹参（炒）二钱，茯苓片三钱，怀山药三钱，广皮白一钱五分，西潞党参三钱，炙甘草五分，加龙眼肉十枚为引。

汪左。脉息往来迟滞，乃涩脉之象也。饮食如常，连宵少寐，即使合目，遂有春梦纷纭。缘追端木遗风，过于劳神苦思，则心肝两脏未始不亏。盖心藏神，肝藏魂，亏则神魂不藏，是以梦多寐少。当拟安神育血之法，务宜静养消闲为主。茯神（辰染）三钱，柏子仁二钱，酸枣仁（炒）二钱，龙齿（煅）二钱，归身（土炒）二钱，炒白芍一钱，夜交藤三钱，甘草（炙）六分，加龙眼肉七枚入煎。

余左。太渊脉滑而数，舌绛苔微，咳逆淹绵，清涎盈盏。阅前案批，风寒入肺，所进皆是宣散，不惟恙未能减，而形容益见清癯，是属热灼肺叶，津液悉化为涎而成肺痿证也。拟进清滋肺胃，用麦门冬汤主之。再误辛散之方，难免虚虚之祸。寸麦冬三钱，法半夏二钱，东洋参三钱，北沙参三钱，炙甘草六分，阿胶珠二钱，加红枣四个、粳米壳一撮入煎。

罗左。咳嗽半年，日吐稀痰盈盏，右脉虚数，肺脾岂不伤乎？若再任其滋蔓，必成肺痿。法宜崇土生金，以《金匮》麦门冬汤为主。东洋参二钱，白茯苓三钱，麦门冬三钱，苏半夏一钱五分，北沙参三钱，炙甘草五分，加红枣四个、粳米一撮。

郑左。虚损三年，云谈如昔，迩来日见尪羸，阙庭色晦，舌绛苔燥，津液全无。书谓舌乃心之苗，肾脉连舌本。桑榆晚景，恐药难留，勉拟一方，广商高手。大生地四钱，阿胶（烊冲）二钱，东洋参二钱，炙甘草五分，麦冬（去心）三钱，明玉竹三钱，百药煎一钱五分，加甜梨肉四钱为引。

杨翁。脉形散似杨花，毫无和缓之象，气少泻多，寝馈俱废，形容枯槁，两目如盲。此气血精神皆已颓败，高年坏证，愧予蚊力难扶。勉立一方。仍商明手。高丽参三钱，白茯神三钱，酸枣仁（炒）二钱，夜交藤三钱，杭白芍（酒炒）一钱，左牡蛎（煅）三钱，肉果霜六分，加龙眼肉七枚为引。

某左。精遗已愈，诸恙依然。《难经》谓：忧愁思虑则伤心。心血一伤，则寤不能安寐；心液一泄，则盗汗淋漓。不时腰亦酸痛，由于肾阴受亏未复，故寸尺之脉皆涩，法宜补肾以养心。大熟地六钱，杭白芍一钱，山萸肉（炒）一钱，酸枣仁（炒）二钱，柏子仁二钱，左牡蛎（煅）二钱，炒杜仲三钱，夜交藤三钱，加龙眼肉七枚为引。

何左。两尺微涩之象，精遗半载，不寐善忘，肝肾两虚显而易见。盖肝藏魂，肾藏精，精宜固，神宜安，能久养之，诸疴自愈。熟地黄四钱，山萸肉八分，龙骨（煅）一钱五分，左牡蛎（煅）三钱，白茯神三钱，苏芡实（炒）二钱，莲须一钱五分，金樱膏（分化冲）五钱。

邹左。抱恙日久，真阴、肺脏均累损矣。所写之法，皆养阴补肺，兼顾脾元，盖虑其转为泻耳。今果作泻，大有过脾不治之虞。日来咳嗽虽瘥，然久虚之泻为重。许学士云：补肾不如补脾。良非谬也。兹转补土为君，俾脾气升而不陷，则便泻庶望其疏，然乎？否乎？候学翁商定，倘不中窾，广访长和。西潞党参五钱，怀山药二钱，米炒于术一钱，诃黎勒钱半，苏芡实二钱，煨姜五分，葛根（煨）五分，加莲子肉十粒、干荷叶一钱。

祝左。抱恙年余，形脉弦大，烦热气短，不寐健忘。此缘皋比坐拥，劳神过度，而气血早已累亏，非阴虚之劳可比。设误投滋阴之剂，则胃口必败。今幸饮食如常，且潮热咳嗽。塞翁得失难评，姑仿养营大意。西潞党参（米炒）三钱，黄芪（炙）二钱，归身（土炒）二钱，白芍（土炒）一钱，于术（土炒）一钱，广皮一钱，茯神（辰染）三钱，麦冬（辰染）二钱，五味九粒，加桂圆肉五个为引。

评议：皋比，指铺设有虎皮的座位，古代将帅军帐、儒师讲堂、文人书斋中每用之，后因称任教为"坐拥皋比"。患者为师，暗耗心气血，处方以健脾益气、养血安神为主。

申左。昔曾吐血，阳络早伤，血止之后，左胁跳动不宁，至今犹未痊。可前医皆以左胁属肝，屡进平肝克伐，毫无补益之方。殊不知左乳下名曰虚里，乃谓之大络也。今跳动而应衣，是宗气外泄，中虚之候。故介宾谓为虚损病本也。脉象浮大而迟，欠神欠力，斯即补益尚有鞭长不及之虞，况迟之又久乎？姑拟一法。潞安党参四钱，土炒于术二钱，炙草八分，怀山药二钱，熟黄精二钱，五味子六分，熟地黄六钱，炒白芍二钱，加大枣五个为引。

刘右。虚损年余，犹是骨蒸咳嗽，月信三期未转，形容日渐尫羸，盗汗淋漓，脉来细数，此已成痨，瘵损之候。盖痨者，牢也，其病根有牢固难拔之形。瘵者，败也，其气血有败坏难复之局。且月初掌珠忽碎，终日悲泣，则诸恙益剧矣。刻加便泻，更非所宜，似此情形挽回匪易。即有俞跗之巧，亦莫如何。勉立一方，以尽人事。炙黄芪三钱，炙鳖甲二钱，高丽参二钱，茯苓片二钱，地骨皮二钱，银柴胡八分，煅牡蛎三钱，肉果霜五分。井水煎浓温服。

刘左。脉来洪大，按之则弱，肢体懈怠，髀痛腰酸，昼多饮而少餐，夜但寝而不寐。前医一派去湿，未获中机。细揣病因，定属劳于鞍马，深于韬略，精神气血日渐受伤。姑仿东垣之方，庶可臻效，务谨谦慎风寒，静养于虎帐中耳。西潞党参四钱，炙黄芪二钱，于潜术（土炒）二钱，炙甘草五分，广皮白八分，当归身（酒炒）二钱，熟黄精二钱，金毛脊四钱，绿升麻四分，加生姜二片、红枣四枚为引。

邹左。迩来虚咳虽减而便溏又加，脉如流水之形，唇舌金无荣色。此中气虚陷显而易明，即越人所谓"过于脾"者。噫！日经细柳，治之已晚，叩在知交，勉存一法。高丽参三钱，土炒于术二钱，苏芡实二钱，土炒白芍一钱，五味子五分，肉果霜六分。

胡左。虚损两载，憔悴不堪，咳嗽久缠，迩增水泻。古人谓：上损下，过于脾则不可治。脉来纤细如丝，少气不足报息，有时纳食遂欲呕出，斯与《素问》五虚证相似。今便泻告急，勉拟补涩之方以救治之，恐精卫填海，徒有其劳耳。高丽参三钱，炙甘草五分，土炒于术一钱，土炒白芍一钱，益智仁一钱，破故纸一钱，赤石脂（煅）一钱，肉果霜五分。井水煎浓温服。

沈左。脉大而缓，头痛洒寒，身体或发微热。前医指为外感似矣。但服疏散方药，不惟得汗不解，更无力能兴。窃思《金匮》有"脉大为劳"之说，观其短气懒言，饮食减少，定属劳倦内伤之证。仿东垣补中升阳法，谅不至盲人瞎马耳。东参条二钱，西洋参三钱，于潜术（土炒）二钱，炙绵芪二钱，广皮白一钱，白蔻仁（研冲）八分，柴胡梢四分，绿升麻三分，炙甘草五分，加生姜二片、红枣三个。

又：前进东垣法，幸不龃龉，寒热稍轻，神气颇爽，惟不时犹有口渴。此脾土虚馁，不能为胃行津液也，今拟人参养胃汤加减。东参条三钱，土炒于术一钱五分，寸麦冬三钱，五味子九粒，炙黄芪二钱，广皮白一钱，绿升麻三分，焦甘草四分，生谷芽一钱，加小红枣四枚、干荷叶一钱。

黄翁。尊体丰肥，时常自汗则阳虚，阳虚则膝疏，膝疏则邪袭，以致洒然毛耸，面白少华，两寸脉涩。当固表阳为主，以玉屏风散治之。炙黄芪二钱，土炒于术一钱，西潞党参四钱，淡附片一钱，防风一钱，料豆衣三钱，煅龙骨二钱，浮小麦一撮。

任左。精滑虽瘳，腰疼不已，夜卧不能转侧如两截然，脉细如丝，尺中欠力，此肾脏之虚损无疑。盖肾之府在腰，补其肾则腰疼自愈。汪先生劝服独睡丸，非戏语也，乃药石之词也，当谨佩之。熟地黄四钱，炒萸肉一钱，茯苓片三钱，怀山药二钱，巴戟天一钱，淡苁蓉一钱，炒杜仲三钱，金毛狗脊四钱。用猪腰一对煎汤煮药。

曾左。违和十数朝，寒热口燥，神疲气短，时或头疼，前医皆用辛散，未曾导窍。脉形洪大，重取则虚，按时辨证，此因平昔过劳，清阳下陷为伤元气之候，宜补中益气增损为治。潞安党参四钱，炙黄芪二钱，米炒于术一钱，炙甘草五分，广皮白一钱，开麦冬三钱，柴胡五分，升麻三分，加佩兰叶八分煎。

消证

张左。素属阴虚，趺阳脉数，是阳明胃热之象。多食而善饥，乃中消之证也，法当清胃养阴。鲜芦根四钱，花粉钱半，生石膏四钱，霍山斛二钱，生地黄三钱，麦冬三钱，西洋参钱半，生甘草六分，加粳米一撮为引。

又：清胃养阴法尚未中机，脉证依然，更加涩泛，其脾热又燃者明矣。宜率前章进退治之。鲜芦根五钱，知母钱半，地黄三钱，鲜石斛三钱，西洋参二钱，花粉二钱，黄芩（炒）一钱，麦冬三钱。河水煎服。

又：前法臻效，消证与涩泛齐瘳。今顾内糜疼，上下龈肿，脉数有力，阳明犹有实火也。宜釜底抽薪，更衣自可。生锦纹三钱，陈枳壳钱半，生石膏四钱，川黄连一钱，细生地四钱，麦门冬三钱。急流水煎服。

曾左。右关数而有力，饮水多而溺红，是为中消之证也。盖因阳明火炽，炽则水耗，耗则津干。即仿竹叶黄芪汤生津滋水，以平其火可已。炙黄芪二钱，炙甘草一钱，大生地四钱，西洋参二钱，破麦冬二钱，淡竹叶一钱五分，栝楼根一钱五分，芦竹根三钱。井华水煎服。

沈左。右脉洪数，消渴易饥，此阳邪留结于肠胃，正合《内经》"二阳结谓之消"之说，当从阳明用药。寸麦冬三钱，北沙参四钱，生石膏四钱，生甘草八分，大生地四钱，知母一钱五分。鲜芦根二两，煎汤煮药。

痹证

柳左。脉来濡缓之象，两髀不利，步履艰难，此有湿邪内踞。即经所谓脾有邪，其气留于两髀。宜从湿土拟法，若不及早调理，必使滋蔓难图。五加皮二钱，威灵仙一钱五分，官桂片八分，淡干姜一钱，海桐皮二钱，茅苍术（土炒）一钱，川萆薢二钱，川牛膝一钱五分。百沸汤煎服。

评议："脾有邪，其气留于两髀"，原文见《灵枢·邪客》。本案脾所受之邪为湿，故予温阳祛湿之品，以防疾病进展而迁延难愈。

孙左。脉来沉缓之形，两足掣疼而肿，乃感地之湿气，致筋受害，盖肝主筋，心主脉，法当祛湿，佐以活络舒筋。茯苓皮四钱，冬瓜皮二钱，川萆薢二钱，漂苍术八分，五加皮二钱，宣木瓜一钱，酒炒当归二钱，酒炒丹参二钱，加宽筋草二钱。流水煎。

吕左。前进宣散法关节仍痛，泻濡依然，小便亦未通畅，脉转沉细而缓，是为湿无疑。今拟以五苓散增减。茯苓片三钱，猪苓钱半，土炒于术一钱，泽泻钱半，土炒苍术八分，独活一钱二分，桔梗一钱二分，猺桂末（分冲）六分。百沸汤煎服。

吕左。风湿攻于经脉，流走四肢，痛如火灼，是为行痹，即世俗称流火、称痛风之证也。脉来缓涩，血气本亏，宜祛风散湿，佐养气血，以期批郤导窾耳。羌活一钱二分，防风一钱五分，秦艽一钱五分，桂枝一钱二分，加皮二钱，海桐皮二钱，归须（酒炒）二钱，参须一钱五分，加酒炒桑枝三钱为引。

李左。脉著沉涩之形，舌苔满白而润，手足肿痛不休。此寒湿之邪留于血脉而成周痹。体虽亏弱，不得不先治其标。独活一钱五分，川萆薢二钱，桂枝一钱，川牛膝一钱五分，桑寄生二钱，海桐皮二钱，片姜黄一钱，淫羊藿一钱，酒炒桑枝三钱。

吕左。春雨滂沱，地中湿泛，体本薄弱，忽受风寒夹湿气而入于筋，脚痛甚而不能步，即经所谓"春遇此者为筋痹"也。脉形浮紧兼涩，急祛三气为先。秦艽钱半，独活钱半，苍术（土炒）八分，加皮二钱，狗脊四钱，川牛膝钱半，当归（酒炒）三钱，鹿衔草钱半，加路路通七个、白酒一瓢入煎。

又：再祛三气，以防跛躄。羌活钱半，独活一钱二分，肉桂末（分冲）八分，萆薢二钱，虎骨钱半，川牛膝钱半，海桐皮二钱，防己钱半。百沸汤煎，再入白酒一瓢。

痿证

邓左。远涉长途，途中受湿，湿热渐窜阳明，阳明虚则宗筋纵而痿成矣。两足软弱，热似火焚，脉息沉缓之形，法宜先清其湿为是。川黄柏一钱，苍术（炒）八分，防己一钱五分，川萆薢二钱，虎胫骨一钱（炙）五分，龟版（炙）二钱，当归（酒炒）二钱，川牛膝一钱五分。长流水煎服。

又：前以湿热成痿论治，脉形仿佛，小溲尚赤，邪尚未化也。今仿东垣清燥汤法，取其清热燥湿之义耳。川黄柏一钱二分，苍术（土炒）一钱，西潞党参一钱五分，白茯苓三钱，当归一钱，陈广皮一钱二分，川萆薢二钱，升麻四分。长流水煎服。

姚左。神门虚涩，禀赋素亏，腰脊不能举，足弱不能行，跗肿不红，病经数月，此五痿中之骨痿也。宜以金刚为君，补肾为佐。川萆薢二钱，宣木瓜一钱五分，大熟地四钱，淡苁蓉一钱五分，金毛脊四钱，炒杜仲三钱，菟丝子、炒黄柏一钱，加虎骨胶（炖冲）二钱。

痫痉

彭。舞勺之童忽然昏倒，两目上视，搐溺涎流，听其吼叫之声有若鸡鸣，乃属肝痫，即俗称为鸡痫也。脉象沉弦而紧急，大非所宜。思古人论治总不越痰、火、惊三者。发作今计三次，理应从标定方，愧我樗材，恐难中乎绳墨，还望令亲裁酌。陈胆星（分冲）一钱，天竺黄二钱，石菖蒲五分，黄郁金钱半，钩藤四钱，明天麻八分，川连一钱，橘络钱半，加竹沥一匙，冲服。

张左。尊体素孱，倏然眩仆抽搐，人事不谙，脉弦而滑，此风痰窜入肝络无疑。今虽神识清爽，寝馈如常，倘若再萌，则成痫病。拟以平肝化痰之法，索居静养为宜。钩藤四钱，天麻一钱，僵蚕三钱，川贝（杵）二钱，橘络二钱，枳壳一钱，远志一钱，石菖蒲五分，加陈胆星一钱，分化冲。

洪左。自卯角患痫，至壮未愈。今春复发，迩日尤勤，阅前所服，皆是清痰降火之品。然细按其脉，虽见滑数，但沉分细小兼弦，似宜舍其标而求其本。先哲有云：痫症之本在乎肝。盖肝属风木，与少阳相火同居，风动则生火，火动则生痰，痰涎上袭心包，顿使神昏搐搦。因思林慕莪先生有"每发每虚，愈虚愈密"之说明，示人宜舍标从本立方。法拟补肾水以涵肝木，木得平和则风火痰并伏，而痫证不治自治矣。熟地黄六钱，玄武版（炙）三钱，阿胶（另炖冲）二钱，煅牡蛎二钱，柏子仁二钱，怀牛膝钱半，生白芍钱半，冬桑叶三钱。井水浓煎不拘剂。

郑左。寒热无汗，龂齿反张，其为刚痉之证明矣。第其脉理应弦紧，今反沉细，乃太阳之邪甫入少阴之象，表里合病，诚匪易治。麻黄一钱，桂枝一钱二分，葛根一钱五分，独活一钱五分，细辛七分，生甘草八分。轻煎服二剂。

评议：此案为《金匮要略》所言之刚痉，《金匮要略·痉湿暍病脉证治第二》："太阳病，发热无汗，反恶寒者，名曰刚痉。"又云："太阳病，发热，脉沉而细者，名曰痉，为难治。"雷氏此案即是如此，阳病见阴脉，表里兼病，治之不易。仿仲景葛根汤加减，葛根汤去芍药、生姜、大枣，加独活、细辛、甘草。

呕噎

邱左。腹痛忽作忽止，呕吐苦水而黄，脉数而强，面赤口渴。此胃中热极，蛲蛔不安，故顷间吐出数条。斯不得拘于脏寒一例而用理中加川椒，据愚见当宗杂病吐蛔属热论治。鲜芦根五钱，白茯苓三钱，川连一钱，炒黄芩二钱，乌梅三个，川楝子（煨）二钱。井水打黄土浆煎。

李左。龈糜未愈，大便未通，更加呃逆上冲，得食则发。此传化之府壅闭不行，中焦胃热益燔，直冲于肺所致。右关实大，宜乎清降之方。竹茹一钱五分，鲜芦根五钱，麦冬三钱，制半夏一钱五分，酒炒锦纹三钱，枳壳一钱五分，加刀豆壳三钱、小柿蒂十个。

秦左。素有呕逆之疴，忽洒卜子之泪，悲郁气滞，火从内发，津液被劫，大解维难，迩来纳食欲哽，将成噎膈之证。古人所传有利膈之方，姑选而用之，以图奏绩，更宜自宽怀抱，静养为要。广木香五分，藿香叶八分，栝楼壳二钱，陈枳壳一钱，黄郁金一钱，火麻仁三钱，东洋参二钱，炙甘草六分，加杵头飞糠（包煎）三钱。

王右。脉象弦多缓少，呕逆清水，脘胁并疼，此是肝邪之胜胃土之衰。宜木土兼疗，以疏肝散合小建中增损。柴胡一钱二分，嫩桂枝一钱，制香附二钱，陈皮钱半，白芍炭二钱，炙甘草五分，藿香五分，吴萸（黄连炒）六分，加生姜二片、饴糖三钱、红枣三个。

张右。昨因嗔怒伤肝，肝气过升，肺降不及，以致横逆犯于中宫。脘内作疼连于两胁，甚则欲呕稀痰，脉着双弦，余皆滑利，素来痰体，宜于平肝方内佐以化痰。黄郁金钱半，广木香五分，白芍药二钱，粉甘草五分，法半夏二钱，白芥子（炒）六分，左金丸（分吞）一钱，柴胡梢八分。河水轻煎。

庆元。稚年患吐逆者久矣。据言，饭后脘胀而痛，少顷痰饮与饭齐翻，翻出之味酸馊，脉形关部浮软。此由脾土亏弱，不能为胃消导，以致中州积滞不得下而上逆。斯是食痹证也，仿先贤补土调中，推扬谷气之法。于术（神曲一钱同炒）二钱，法半夏一钱五分，姜炭五分，豆蔻仁（研冲）八分，新会皮一钱二分，炒谷芽三钱，藿香梗一钱，鸡内金（炙）二个，加杵头飞糠一撮，布包入煎。

又：前法未深中肯，翻逆尚未能平。因思胃有三脘之分，今得食遂吐，吐出之物未变者，其病犹在上脘也。当循旧法，佐楼薤陷胸以开其上。于术（神曲一钱炒）二钱，法半夏一钱五分，新会皮一钱，藿香八分，川黄连五分，干姜五分，栝楼壳一钱五分，干薤白五分，加杵头飞糠一撮，布包入煎。

柯左。据述少腹痛久，寒暑几更，遍访长和，无缘相遇。前医所进之法，胥未深中病源，日来痛势不已，呕出痰水盈盆，舌苔浮黑而润，脉形弦大而滑，似属积热为病，然素系阴脏，川连、川楝原不投机。思少腹乃厥阴所属，其病必在乎肝，肝势冲突，中土受戕，是以所积之痰尽行翻出，急宜平其肝木，和其中宫，木土一和，庶几可愈。土炒白芍二钱，淡吴萸一钱，茯苓片三钱，法半夏二钱，于潜术（土炒）一钱，炒芥子六分，加上猺桂末（分冲）六分。

又：昨用之方未曾奏效。盖因病在下焦深远之乡，药力最难速到，所以缠绵日久，累成痼疾，痛形如旧，痰呕依然，大便小溲皆不畅利。想下焦之病不特专主乎肝，而大小肠、膀胱亦必兼病，还当再循旧法，佐以化气治之。白芍（肉桂拌烘）二钱，淡吴萸八分，白茯苓三钱，栝楼子（杵）三钱，白芥子（炒）五分，法半夏二钱，沉水香八分，广木香三分。百沸汤煎服。

又：脉转弦急，少腹之痛频发，甚则昏闷不醒，稀痰涌吐如泉，苦而且酸，蛔虫溢出，细推其病，究不越乎厥阴。古人谓：厥阴为深远之乡，药难速效，所以违和之后未逢雪污之方。阁下病深，鳆生道浅，再乏应验，仍访明贤。淡吴萸一钱，广木香五分，乌梅四个，蜀椒六分，干姜一钱，法半夏二钱，茯苓片三钱，东洋参三钱。不须引，煎服一帖。

姜翁。年逾耳顺，饮可下而食难吞，斯为噎膈证也。大便半月未行，即或偶遗，亦小如弹丸而燥结，脉象两关见涩，阴枯阳结昭然，姑进大半夏汤加润药为治。直参须二钱，法半夏一钱五分，栝楼壳二钱，火麻仁（杵）四钱，川黄连五分，加姜汁一匙、白蜜一瓢、杵头糠一撮。

师姑。《切诊》云：沉涩气郁。《内经》云：怒则气上。今见频频嗳逆，胸次不开，重取脉形往来艰滞。分明郁怒致病，既皈仙教，夙净六根，何郁怒之有哉？得能自宽怀抱，按证调治，未有不就安也。制香附钱半，黄郁金钱半，栝楼壳钱半，干薤白六分，广皮白一钱，合欢皮钱半，法半夏一钱，薄荷叶五分，加玫瑰花五朵为引。

孔右。关部迢迢。苔色白薄，昨时洒淅，体倦少餐，涌吐酸水盈盆，甚则食物随出。此风木之邪扰动阳明所致，宜以制肝和胃治之。藿香钱半，紫苏一钱二分，制半夏二钱，茯苓四钱，川连（吴萸炒）六分，白蔻仁（分冲）八分。黄土浆煎药。

孔右。正在晚餐，适逢嗔怒，则脘中遂痛，呕逆频频，脉象弦大鼓指，确因气脑动肝，肝为将军之官，飞扬跋扈，先伤中土，复扰宫城，所以痛甚忽厥，人事不谙，少焉乃醒。此宜平木和中，兼以理气，气机通畅，庶几安泰耳。广木香八分，黄郁金一钱二分，淡吴萸八分，川连（炒）八分，藿香一钱二分，楂肉（红糖汤炒）三钱，法半夏二钱，广皮一钱，加老豆蔻（研细分冲）八分。

潘右。脉来滑数兼弦，频作呕吐，吐出稀痰盈碗，苦而且酸，斯为胃气不和，火气冲上。昨进之法稍见安宁，今晨因怒动肝，肝木即凌胃土，故呕逆较昨尤多。此非砂蔻之能治也，宜用左金合温胆以疗之。川连一钱，吴萸一钱，法半夏二钱，藿香一钱，茯苓三钱，竹茹一钱五分，广皮二钱，炙草（水焦）五分，加生姜三片为引。

肿胀

方左。膨胀年余，百方未效。前日饱餐牛肉，忽尔全消，虽然侥幸成功，得意不宜再往。思牛属土，功在益气扶脾。因畴昔过于攻消，伤其中气，定是气虚之胀，故食牛肉而忽消也。然时当春令，脉似弓弦，似宜急培其卑监，姑遵先圣扶土须兼平木法。潞安党参（米炒）四钱，土炒于术钱半，霞天曲二钱，生米仁五钱，茯苓片四钱，杭白芍三钱，广皮白一钱，柴胡梢五分。河水煎服。

梁左。脉大而浮，舌苔微白，腹皮肿满，饮食不思，诸医皆谓肿满属脾，殊不知此证因咳喘起见，即方书所谓：先喘后肿，其病在肺。又《内经》谓：咳而腹满，病在三焦。未可与肿满属脾同日而语。玉苏子（炒）一钱，葶苈子（炒）五分，白芥子（炒）一钱，制半夏二钱，杏仁（去皮尖）三钱，制川朴一钱二分，旋覆花（包煎）二钱，栝楼壳三钱。河水煎服。

评议：本案患者之肿缘由咳喘，"其病在肺"，而非在脾。又《素问·咳论》言："三焦咳状，咳而腹满，不欲食饮。"提示病在三焦。故当从肺和三焦论治，用药多为肃肺降气、通利三焦之品。

李左。春时木旺之候，腹内微胀而疼，脉来端直之形，是为肝木所胜，当于平肝法内兼补未病之脾，预防克土也。白芍（土炒）三钱，淡吴萸一钱，广木香八分，黄郁金二钱，西潞党参三钱，炙甘草八分，加生姜三片、红枣四个。

姜左。两脚浮肿有半月矣。方书论脚气有干湿之分，今肿坠不消，恐系下伤于湿，当从湿脚气治之。川萆薢二钱，巴戟天一钱，木通一钱五分，泽泻一钱五分，汉防己一钱，茅术（土炒）八分，茯苓皮三钱，川牛膝一钱五分，加鼓红豆三钱入煎。

董左。腹皮肿大，两胫皆浮，脉来缓滞之形，是属脾为湿困，即经所谓"诸湿肿满，皆属于脾"是也。当遵经旨立方，以期桴鼓。酒洗腹毛一钱，赤茯苓三钱，制厚朴一钱，宣木瓜一钱，防己一钱五分，泽泻二钱，椒目一钱，车前子二钱，加鸡内金二个为引。

世兄。九龄童子自去岁仲冬睾丸偏左而坠,以后腹皮渐大,形体渐羸,此成疳病之象矣。前医见清瘦,遂谓童痨,所进之方皆是清滋腻补,非但病莫能卸,益加脐突肚膨,脉形进退稍艰,左关略兼弦象,良由先天本弱,因感髃发之寒,寒气袭入于肝,肝性躁急,脾土受戕,不能输运而气胀,胀而不消,冲脐外突所致。据鄙论拟方,未识以为然否?补骨脂钱半,小茴香八分,金铃子钱半,淡吴萸八分,淡附片一钱,生白芍钱半,加胡桃肉二个入煎。

又:前投之法,诸恙略平,惟脐突仿佛。书谓:此处乃人生初发根蒂,前直神阙,后直命门。又谓:中脐属少阴。今脐凸而不敛,是根蒂拨动,肾脏不主收藏。谨守原方,更佐以摄纳之品。熟地八钱,小茴八分,萸肉(盐水炒)八分,芦巴钱半,磁石(煅)一钱,补骨脂钱半,加胡桃肉二个入煎。

王左。病后阴虚未复,正值农事方兴,镇日耕耘,风湿固所不免。初起遍身浮肿,惜不遵上肿治风,下肿治湿,而用宣祛之法,徒擅用戟、遂、莪、棱一派攻破之品,则肿满不但不消,而体质愈亏损矣。迄今两三月来,皮薄而亮,指按成凹,此因水湿内侵脾土,土虚不能制水,肾水泛滥,弥漫三焦,流行经络所致。脉形微细,实非所宜,补之恐增其肿,消之更甚其虚,诚为棘手。勉以《金匮》肾气丸挽之,仍访高明商酌。《金匮》肾气丸一两,分两次吞服,早中一次。

龚右。无端肿发周身，皮薄而亮，此肿病，非胀病也。古人有上肿治风，下肿治水之别。今上下皆浮肿者，总由风湿相抟，气机闭塞，所以汗溺皆无，急宜开太阳之表里，俾其风从汗透，湿从溺出，则浮肿自望其消。幸脉尚洪大，谅不至于增变，以疏凿饮子加减为主。羌活一钱五分，桂枝八分，木通一钱五分，椒目八分，泽泻二钱，苓皮三钱，腹皮（酒洗）一钱五分，商陆一钱五分，加鸡肫皮三个为引。

许右。脉著沉缓之形，中脘胀闷，体倦浮肿，此属脾土虚弱不能化谷制水，则内湿日胜，反伤脾脏，当遵《内经》"脾苦湿，急食苦以燥之，以甘缓之"。白术（土炒）一钱五分，六神曲（炒）三钱，生米仁五钱，苍术一钱，制厚朴五分，广陈皮一钱五分，炒黄芩五分，加老蔻末（冲服）八分。

评议：《素问·脏气法时论》云："脾苦湿，急食苦以燥之……脾欲缓，急食甘以缓之。"雷氏谨遵《内经》之旨，药以白术、苍术、厚朴、陈皮、黄芩之苦，六神曲、生米仁之甘。

李左。弱植肛坠，至壮未瘳，辛苦烦劳益剧。书谓：小儿血气未旺，老年血气已衰，皆易脱肛。据此而论，虚弱何疑，脉缓少神，当投补药，宜仿东垣法治之。东洋参三钱，炙黄芪二钱，土炒于术一钱五分，炙甘草五分，熟地五钱，土炒归身二钱，绿升麻五分，加干荷叶一大张为引。

目疾

蒋左。脉象重按则柔，瞳子散大，视物模糊。盖瞳子乃骨之精，骨属肾，肾精必早损也。自述患遗精已三载，迄今未愈。当补蛰藏之脏，则上能明目而下能固精矣。大熟地五钱，山萸肉一钱，甘枸杞一钱，甘菊花八分，潼关子二钱，左牡蛎三钱，明月砂一钱，黑稽豆三钱，加莲子肉十枚为引。

蒋左。六脉四至而小，左关尺细数而沉，其肝血肾阴并损不待言矣。细察其眸不红肿不胀疼，亦不羞明，亦无泪涌，此非外感之标证显然无疑。据示眼涩眵粘，不能近视，每值书字愈觉模糊，合目养之，睹物稍为清楚。齿疼半载，时常眩晕，种种见端，何一非肾阴亏损、肝阳化火之征。治宜壮水镇阳、养肝明目，然否仍质专家。熟地（青盐捣）五钱，丹皮一钱五分，玄武版（炙）三钱，石决明

（煅）一钱，桑叶三钱，甘菊花八分，小胡麻一钱五分，望月砂一钱五分，加生黑芝麻三钱入煎。

刘左。自患目疾，裘葛数更，至今眵泪皆无，亦不红肿，双眸昏暗，近视着见模糊，此是阴血不充，虚火上炎所致。脉来小数欠力，法宜滋补先天，更佩上阳子之方，庶免表明之苦耳。大熟地六钱，甘枸杞一钱，粉丹皮一钱五分，甘菊花（炒）八分，潼关子二钱，干霍斛二钱，望月砂一钱，石决明（煅）一钱。井华水煎服。

濮左。双目忽生云翳，两胞赤肿而疼，晨起眵封，脉数有力，此肝脾之火交炽于上，法当清降其火，冀拨云雾而见天也。炒黄芩一钱，秦皮一钱五分，木贼草一钱，甘菊花一钱，天花粉一钱五分，青葙子一钱，山栀炭一钱五分，桑叶三钱，加蝉衣九只为引。

潘左。眸子不瞭者久矣。晨起稍明，薄暮遂剧，阅诸翁治法，皆不越乎补肾滋肝，然脏腑之精华皆能上注于目，又不独肝肾为病也。脉象濡而且弱，双目不能远视，大便时溏，心脾亦亏。可见东坡云：古人治目必先养肾水，而以心火暖之，以脾固之，厥旨深矣。姑师其意而拟方，未识专科以为当否？大熟地六钱，五味子三分，菟丝子一钱五分，怀山药三钱，酸枣仁（炒）二钱，远志一钱，苏茯实（炒）二钱，加连心莲子七枚为引。

钱妹。恙因气怒伤肝，肝火内郁久矣。近来醉后经风，风生则动肝火，火遂乘于脾，以致两目红肿如桃，泪如玉筋，关脉弦数有力，宜于清疏其肝，兼泻其脾，未识眼科以为当否？薄荷叶一钱，荆芥穗一钱，甘菊花一钱，夏枯草一钱二分，连翘三钱，炒黄芩八分，秦皮钱半，木贼草一钱，细茶叶二钱。

又：前理肝脾风火肉轮，红肿已消，眵泪亦少，惟秋波犹有微赤，视物略觉模糊，脉转滑数之形。余火尚未退净，再步原章增损，则双眸自复瞭矣。冬桑叶三钱，薄荷叶一钱二分，甘菊花一钱，望月砂钱半，石决明三钱，茺蔚子二钱，秦皮钱半，生粉草六分。

胡左。脉著寸浮尺弱，双眸久视模糊，日暮尤剧，年来不能远视，泪少眵多，此非外感之风火明甚。细推其恙，实因下帷愤读，早起晏眠，其精神皆已暗损。盖精藏于肾，神舍于心，心神肾精既损，而银海焉得清明？必须修补水轮以清火廓，是否以俟专家。大熟地四钱，大生地四钱，柏子仁三钱，茯神三钱，五味子九粒，怀牛膝一钱，天门冬一钱五分，菊花六分。井华水煎。

尹右。体痛目昏，脉无风火，推其致病，良由镇日针黹久坐久视，未始不劳神伤血，当补养之。倘以体痛为风，目昏为火则误矣。制首乌三钱，全当归二钱，炒白芍一钱，驴皮胶（炖冲）二钱，白茯神三钱，柏子仁一钱五分，望月砂一钱，冬桑叶二钱，加生黑芝麻一撮入煎。

牙痛

程右。牙痛牵连头痛，痛不可言，然用清胃散更觉增剧，细按脉形浮紧，舌苔亦白，定属客寒犯脑，况喜饮热汤，其为寒也显见，当用辛散之方以祛髓发之气。羌活一钱二分，藁本一钱，白芷一钱二分，细辛五分，防风一钱五分，薄荷一钱，荜拨一钱，升麻六分，加干荷叶一角为引。

叶左。尊体向亏，常时牙痛，频饵麦、膏、知、斛，不但不得其平而病反剧矣。细按脉小而弱，饮食并减，大便溏泻，气短神疲，牙齿虽痛，然无红肿，此因过用寒剂而伤其中，非壮火为病。东垣云：参、芪、甘草泻火之圣药，是指虚火而言。今之脉证当从虚火拟方。高丽参三钱，炙黄芪二钱，茯苓三钱，米炒白术二钱，炙甘草一钱，加上安桂八分，细末饭丸，分吞。

姜左。患牙痛者久矣。唇下不肿不红，忽作忽止，脉形细小，神门并迟。此先天素亏，虚火上炎之候，寒冷之方不宜孟浪，拟以桂附八味为君，俾龙归海底，雷藏泽中。大熟地四钱，粉丹皮一钱五分，白茯苓三钱，山萸肉八分，怀山药二钱，炒泽泻二钱，淡附片六分，潼关子二钱，补骨脂一钱二分，加上猺桂末五分，饭丸分吞。

右。左齿浮动而痛，计有四五月矣。不红不肿，非外感风火可知，尺脉数大无力，定由肾水不足，虚火上炎，故书谓肾虚牙疼，其齿浮也。现在舌苔黄燥，口秽难闻，阳明胃家亦有热炽，昔介宾制玉女煎以滋肾阴、清胃热，与是恙当吻合耳。大熟地四钱，大生地四钱，生石膏三钱，开麦冬三钱，丹皮一钱五分，鲜芦根四钱，怀牛膝一钱五分，青盐八分，加莲子心三十枚为引。

牙宣

王左。口秽龈糜，齿衄不已，此证属牙宣也，先哲有"肾虚胃实"之别。右关之脉数而有力，斯由膏粱厚味蕴于阳明，积久化热所致。与尺脉细数，肾虚火旺不同，当清其胃，庶几得愈。生石膏四钱，麦冬三钱，川石斛三钱，花粉一钱五分，丹皮一钱五分，川黄连六分，旱莲草三钱，小蓟（炒透）一钱五分。用芦根煎汤煮药。

鼻渊

　　胡左。寸脉滑数有力，鼻流浊涕而黄，证名鼻渊，由脑热暗泄所致。宜仿古人"轻可去实"之法以立方。甘菊花一钱，薄荷叶八分，荆芥穗钱半，白芷一钱二分，夏枯草一钱，苦丁茶一钱半，连翘二钱，迎春花一钱二分，加细茶叶二钱、干荷叶一钱。

　　李右。天牝涕流，浊而且秽，由胆热移脑，名曰鼻渊，俗名脑漏也。缠绵一载之久，皆服辛散之方，一无应效。脉来小数，舌绛无苔，此阴分累虚，虚火上炎之象，宜于滋阴降火，仿景岳清化之方以期获效耳。大生地四钱，粉丹皮一钱五分，麦冬二钱，霍山斛二钱，炒黄芩八分，栀子皮八分，茯苓三钱，迎春花六分。水煎服三剂。

杨右。鼻流浊涕不臭，迄今三载有余，其髓海之损可知。既损则漏泄必多，既漏则肾气日耗，脉濡无力，亟补厄漏为宜。熟地黄五钱，淡苁蓉一钱五分，当归身（土炒）二钱，白芍药（酒炒）一钱，潞安党参四钱，怀山药三钱，加淡菜三钱为引。

聤耳

　　李左。左脉洪数，左耳肿痛，脓黄腥臭，乃肝经风热引胃湿上腾而成聤耳之候。当进清肝去湿之方。柴胡一钱二分，黄芩（炒）一钱，夏枯草一钱，苦丁茶钱半，木通钱半，甘菊花八分，花粉钱半，生甘草六分，加干荷叶二钱为引。

咽喉肿痛

姜右。咽喉忽尔肿疼，寸脉滑数有力，是风极之邪盘踞于胸膈之上，亟当清散为治。但痰涎实甚，恐有缠喉之变耳。姑定一法，以俟专科酌之。炒僵蚕三钱，牛蒡子钱半，薄荷叶一钱，炒黄芩一钱，射干钱半，桔梗一钱，甘草五分，大洞果三个。

吕右。喉中肿痛，呼吸欠通，寸脉六至而来，时或发烧作渴，此属风温时邪踞于上焦气分，即古所谓天气闭塞时有喉痹之虞。证势弗轻，急以桔梗汤增损。苦桔梗钱半，牛蒡子钱半，玄参二钱，金果榄二钱，薄荷叶一钱二分，蝉蜕一钱，乌扇钱半，象贝母二钱，甘草八分，加青果三个为引。

流涎

　　林左。右关洪数，常有涎流，此属廉泉穴开，法宜清胃补肾，以肾为胃关也。肤见如斯，附方请正。霍石斛三钱，开麦冬三钱，天花粉二钱，生甘草五分，大干地三钱，丹皮一钱五分，怀山药二钱，怀牛膝一钱五分。井水煎服。

便秘

赵翁。杖国之年下元早已虚弱，大便秘结，阴液未始不枯。因思《内经》有"肾开窍于二阴"之说，推原其故，肾主五液。由平昔烦劳动火，火热伏于血中，暗耗其阴，则阴液日亏而大便日燥。当仿经旨"肾苦燥，急食辛以润之"。柏子霜二钱，郁李仁三钱，干薤白八分，栝楼壳三钱，杏仁霜三钱，玉苏子（炒）七分，油当归二钱，火麻仁（杵）三钱，加生黑芝麻三钱为引。

评议：杖国之年，指男子七十岁，出自《礼记·王制》："五十杖于家，六十杖于乡，七十杖于国，八十杖于朝。"肾开窍于二阴，原文见《素问·金匮真言论》。肾苦燥，急食辛以润之，原文见《素问·脏气法时论》。

庐翁。年届赐鸠，脉形细涩，大便燥闭，筋脉拘挛，此由营血素虚，津液干槁。当遵《周礼》"以辛养筋，以滑养窍"之旨。淫羊藿一钱五分，当归（炒）二钱，栝楼壳二钱，薤白头五分，松子仁二钱，柏子仁二钱，甘杞子一钱，淡苁蓉一钱，黑芝麻三钱。

淋浊

莫左。小溲淋痛已五六日，阅前方不外五苓、八正以利膀胱。于夜至今更点滴不能通利，左关弦数有力，小腹胀痛难禁，病势似乎告急矣。《脉诀》云：弦主肝经，数主火热。经云：是肝所生病者闭癃。据此而推，其为肝火致病明甚，拟用龙胆泻肝增减，是否仍质前医。大生地四钱，炒黄芩一钱，柴胡一钱，龙胆草八分，车前子（炒）一钱，泽泻一钱五分，木通一钱五分，栀炭一钱五分。急流水煎。

评议：《灵枢·经脉》云"是主肝所生病者，胸满、呕逆……遗溺、闭癃"，指出肝经之病所表现的症状。雷氏结合《脉诀》之言，断此案为肝火致病，故予龙胆泻肝汤消息施治。

沈左。尺脉小数之形，阴分素亏固矣。小溲欲解而不得，即或解之亦热赤而短，此由湿热结于下焦，膀胱不获气化，故溺不利而为癃也。盖膀胱为壬水，乃水之用，必须行之阴分。虽虚亦当先进通利，姑拟八正、五苓增损治之。瞿麦一钱五分，萹蓄一钱五分，木通一钱五分，车前子二钱，茯苓三钱，猪苓一钱五分，泽泻一钱五分，甘草五分。另吞滋肾丸三钱，分两次。

蒋左。平素喜饮，难免湿邪内酿，酿久化热，热湿注于下焦，以致茎中如锥刺痛，小便不通及有白秽之物随溺滴出，斯名为浊，非精也。书谓：由溺而浊，病在膀胱，当洁净府。设为精遗而投涩剂，则湿无从出矣。川萆薢二钱，甘草梢一钱，瞿麦一钱五分，萹蓄一钱五分，赤茯苓二钱，泽泻一钱，苦桔梗一钱，石菖蒲五分，加鲜荷梗五寸为引。

汪左。阴亏体质，患淋痛两三月矣，诸医一派利水，殊不知水愈利而阴愈虚。细按脉来粗大，腹下微膨，此必属湿热内踞，气分不通，膀胱不得气化而成五淋中之气淋也。据证而论，当化其气，气道一通，江河决矣。黄柏（盐水炒）一钱五分，知母（盐水炒）一钱五分，上安桂（冲）八分，紫菀一钱，桔梗一钱，绿升麻五分，加干荷叶二钱。流水煎服。

又：前法已中病薮，溺得通泰，脐下亦宽，此膀胱得气之象。偶或余沥未断，究属气淋为病，再循原法增减。大生地四钱，茯苓三钱，黄柏（盐水炒）一钱，知母（盐水炒）一钱，桔梗一钱五分，泽泻一钱五分，加安桂六分，冲服。

胡左。茎痛溺清，时下白浊而秽，有若疮脓，病人不细诉，诸医亦皆不细询。有作遗精者，谓宜补涩；有作淋痛者，谓需通利。若此妄投，宜乎罔效矣。病经匝月来，两尺脉大而涩，此湿热败精，瘀腐阻塞窍道，证属便浊无疑，姑仿念莪治李易斋之法。川柏（盐水炒）一钱，茯苓三钱，怀山药二钱，麦冬二钱，萆薢二钱，怀牛膝一钱五分，远志一钱，车前子二钱。不须加引，水煎服。

遗精

羊左。禀赋素孱，用志惜阴，劳心过度，心不摄肾而精遗，脉象微涩，当从两少阴用药，仿王荆公妙香散之方，以治心肾虚耳。茯神（辰染）三钱，酸枣仁（炒）二钱，远志一钱，石菖蒲三分，怀山药二钱，大干地四钱，左牡蛎（煅）二钱，东洋参二钱，炙草五分，加莲子肉七粒为引。

评议：王荆公所服"妙香散"来源于《太平惠民和剂局方》，王荆公即王安石，宋代即出现了以朝中名相、名臣、名医所服、所用药物命名方剂的现象，雷氏沿用了此方剂名称。妙香散可治梦遗失精、安神定志。雷氏本案使用时去麝香、木香、茯苓、黄芪、桔梗，加酸枣仁、石菖蒲、生地、牡蛎、莲子肉，可见其随证用药加减之灵活。

杂病

钱左。气口之脉盛坚，头晕吐泻，因于过饮屠苏，内伤脾胃，当用古人解醒之法。葛花钱半，枳椇二钱，潞安党参（米炒）二钱，于术（神曲炒）一钱，制半夏一钱，白茯苓二钱，泽泻钱半，老蔻仁（研冲）八分，加金橘壳二枚为引。

姜左。脉浮且弱，寒热胸疼，是阴阳二维被风所扰之证，拟调营卫庶可建功。桂枝（蜜炙）一钱，白芍（酒炒）一钱，黄芪（酒炒）钱半，防风一钱二分，栝楼壳二钱，干薤白五分，广皮白一钱三分，甘草（炙）六分，加生姜二片、红枣三个煎。

张妪。左寸脉来滑数，昨晚无端发笑，此心火炽极之证也。盖心藏神，神有余则笑不休，当以清降为亟。古勇连一钱，犀角（镑）一钱，天竺黄二钱，连翘三钱，玄参一钱五分，栀子炭一钱五分，广郁金一钱五分，石菖蒲五分，加莲子心三十枚为引。

评议：古勇连，简称古连，黄连的一种，为产于云南古勇山者。

张左。关脉沉结，左胁之下高凸，形似覆杯，此明是肝积肥气也。推其病源，实因平昔恼怒郁结而起，宜用疏肝攻结之方。川郁金一钱半，青皮一钱半，柴胡一钱二分，广木香五分，莪术一钱半，制厚朴八分，延胡索（酒炒）钱半，加上安桂末（冲服）五分。

庐左。脉结无力，腹内时疼，正气亏衰，寒气凝结所致。法宜温补为君，谅当拍合耳。真西潞党参四钱，土炒于术二钱，炮姜四分，白芍药二钱，桂心（冲）八分，蔻仁（冲）八分，益智仁（研）一钱，炙甘草五分，生姜二片，红枣三个。

福儿。舞象之年，腹疼日久，察诸医治法，非平木和中。即理气达络，然未有一方中病。其痛或作或止，气耕往来，饥则甚，饱则缓，斯为虫也，所以平肝等法金未中机。脉象小弱而微，正气亦缠虚馁。姑从虫痛拟方，庶几对证。西潞党参（米炒）四钱，当归身（土炒）二钱，乌梅三个，蜀椒五分，川连五分，干姜五分，淡吴萸六分，苦楝子一钱五分，加鸡内金二个为引。

李左。感冒梅雨之疴，昨法已获效验，寒热头痛皆减，今惟腰痛腨痛。经曰：雨气通于肾，其少阴肾脏必有湿留，当守原章损益。苍术（炒）一钱，白芷钱半，神曲三钱，独活钱半，厚朴（姜制）一钱，茯苓三钱，续断钱半，细辛五分。

评议：关于腨痛，《内经》有"痿厥腨痛"，《康熙字典》释足肚酸疼为腨痛，本案辨为肾经湿滞，处方以祛肾经风湿为主。

祥儿。现抱王修之痛，哭泣成疴，肝肺并伤，不待言矣。今双眸通赤，左胁甚疼，咳嗽频频，胸前不畅，种种证据如见其肺肝然，法以舒木利金，庶期中病。秦艽钱半，桑叶二钱，金铃子钱半，薄荷八分，川贝（杵）二钱，川郁金一钱，杏仁（杵）二钱，栝楼壳钱半，加绿萼梅五分煎服。

喻左。冲幼之年，茎物糜痛两月有余。《内经》谓：厥阴之脉环绕器。又谓：伤于湿者，下先受之。此明是肝之筋络为湿所困之证，法须渗利为君，使湿由溺而去也。川萆薢二钱，白通草一钱，鼓红豆三钱，泽泻一钱五分，金铃子一钱五分，龙胆草五分，宣木瓜一钱，川黄柏一钱二分。流水煎服。

郦左。脉弦呕吐，心下作疼，诸医皆以木犯中州论治，不为无理，但所进之剂应验毫无。刻下之痛弥觉难忍，细询病状，隐然抱痛，时吐黄水，按之丁东有声。此属饮痛显然，宜用海藏五饮汤加减。旋覆梗二钱，橘红（盐水炒）一钱，白茯苓三钱，制半夏一钱五分，于术（土炒）一钱，陈枳壳（炒）一钱，白芍药一钱二分，甘草五分，上安桂（分冲）四分，加生姜三片为引。

月经病

　　马女。笄年天癸始至，三转颇调。今爽约三度，忽尔淋漓而下有似崩经，诊其脉应指有神，两关并旺。询其病状，别无所苦，饮食如常，此与崩经相悬霄壤，乃太冲脉盛之故也。设不明辨精细，遂致千里毫厘之谬，偏补偏涩皆误事耳。制香附钱半，酒炒丹参三钱，熟地四钱，酒炒当归二钱，酒炒赤芍一钱，抚芎八分。百沸汤煎。

　　龚右。从未生育，经事不调，匝月两遭，行来堪鲜，脉形沉数有力。血海有热何疑，此犹太旱物不生也。法宜清养血分，毋徒用种子之方。大生地四钱，丹皮钱半，驴皮胶（炖冲）二钱，炒白芍一钱，黄芩（炒）一钱，开麦冬三钱，加红枣三个为引。

蒋右。月经后期而来，其色淡而且鲜，脉息缓怠，定系脾经乏血。朱氏谓后期而至者属血虚。若此脉症，宜用养荣汤以导窍也。西潞党参三钱，白茯神二钱，熟地黄四钱，归身（酒炒）二钱，炒白芍一钱，炒于术一钱二分，炙黄芪二钱，广陈皮一钱，加生姜三片、红枣五个为引。

孔右。脐之上下痛而且胀，频翻清水，脉紧而弦，此厥阴肝木乘扰于中。昨转经期，行而复止，其血脉又为气所滞。方书皆谓通则不痛，故以下泻为通，士宗常辨其妄，姑拟调气活络，以通之为可。制香附一钱五分，川郁金一钱五分，淡吴萸一钱，藿香梗一钱五分，归须（酒炒）二钱，川芎一钱三分，延胡索一钱五分，广木香五分，加新绛屑六分为引。

倪右。夙偕伉俪，未育祥麟，每逢月信将来，腹内必先胀痛。盖脉属气，痛属血，血气交滞显然，脉象牢坚，分明属实之证。治宜理气活络，则胀痛自减，而经水自调矣。制香附钱半，丹参（酒炒）钱半，陈广皮钱半，缩砂仁一钱，当归二钱，赤芍（酒炒）钱半，熏陆香八分，红花六分，加红曲米一钱。流水煎。

费女。及笄之年，月经已行三度，此番经至误食寒凉，以致经停腹疼，时常呕哕，关脉沉迟。由阳明胃土受寒，寒则凝滞，滞则冲脉之血凝，以冲脉隶于阳明也。法当温暖通调为是。阳春砂（冲）一钱，吴萸八分，香附一钱五分，泽兰一钱五分，安桂（冲）八分，乳香八分，延胡索（酒炒）一钱，归须一钱五分，红曲一钱，加新绛屑五分。流水煎。

胡女。女科之病最重调经，今经爽约旬余，形瘰餐少，间有咳嗽数声，肾脉微涩，舌色无荣。经所谓"二阳之病发心脾，有不得隐曲"。《济阴》书内以隐曲为隐情曲意，怏怏不乐，而心脾因之暗伤。夫心脾之血既亏，焉有余多流入二阳之血海，血海不充，焉有经水应时而来。据鄙意当进甘温调补，以济生归脾增损治之。西潞党参四钱，土炒于术一钱五分，酒炒归身二钱，阿胶珠二钱，酒炒丹参二钱，远志一钱，广木香五分，炙甘草四分，加桂圆肉十枚为引。

又：前进归脾之法，经水虽未通调，而胃口似乎稍醒，脉形仿佛，究属心脾累亏。书谓：思伤心，心伤则血少，虑伤脾，脾伤则体羸。此情志中病也，与经停腹痛而用破活者两途。况过标梅之期，病在七情断然矣。再率原章损益。西潞党参五钱，土炒于术二钱，酒炒归身二钱，酒炒丹参三钱，炙草五分，制香附一钱，川郁金一钱，广木香三分，加桂圆肉十五枚为引。

沈女。恙由积想思虑暗伤心脾，以致经闭身烧，容颜憔悴。心之液外泄则为汗，脾之子受病，则咳嗽脉细略数，势渐成劳，勉以劫劳散治之，管见如斯，仍商明手。潞安党参三钱，炙黄芪一钱，归身钱半，酒炒白芍八分，驴胶珠二钱，生地黄三钱，白茯苓二钱，五味子九粒，炙甘草五分，加红枣四个为引。

潘女。脉似病蚕食叶，舌淡苔无，日晡潮热，泛水已违三度。阅诸翁方案，皆不离乎地、芍、归、胶，饵之饮食日减，肌肉日削，斯脾胃受伤显然。窃思立斋有脾胃生血之论，竟不必拘理血之方。今专补脾和胃，则血自生而月经自转，否则有劳损之虞，拟进参苓白术散为治。潞安党参三钱，白茯苓二钱，于术（土炒）钱半，怀山药二钱，生苡仁（炒）三钱，芡实子二钱，甘草（炙）五分，广皮白五分，加莲子七粒为引。

陈女。经闭多时，颜色憔悴，饮食皆减，脾胃并伤，脉来小数，差神血枯成损之象。昔东垣先生以脾胃为生血之源，先补其源，是医中之王道。若执通经之剂，便是竭泽而渔，管见如斯，仍仿和阳酌治。西潞党参四钱，土炒于术二钱，酒炒归身二钱，酒炒白芍一钱，炙黄芪二钱，炙甘草八分，加红枣五个。

又：前奉东垣之法，满拟药投病减，何期便泻忽加。古人云：过于脾者，则不可治。今大便溏泻，脾元败坏断断然也。愧我枯肠搜尽，舍培卑监，无法可施，当率原章，更增涩剂。米炒西潞党参四钱，土炒于术一钱五分，白芍炭一钱五分，怀山药二钱，茯苓片二钱，肉果霜五分，苏芡实（炒）二钱，煅牡蛎二钱，加湖莲肉十粒为引。

龚女。孟陬天癸始至，色淡而鲜，至今从未调匀，脉来缓弱而涩，别无他恙，惟形体清癯，饮食少进。此属脾气虚弱，生化之源受亏。细询颠末，二四六月未转，三五七月复来，是月又不至，此乃并月之经也。姑拟异攻散佐以归芎，来月经行，可以勿药。西潞党参三钱，焦于术一钱，全当归二钱，白茯苓三钱，广陈皮一钱，川芎五分，制香附一钱五分，炙甘草五分，加红枣五个为引。

罗女。笄年天癸甫至，刚被寒邪所侵，致使寒热头疼，脉来浮紧。古人云：调经先去病。当遵斯旨立方。制香附一钱五分，老苏梗一钱五分，广陈皮一钱五分，西抚芎八分，荆芥穗一钱，薄荷梗八分，茺蔚子二钱，粉甘草六分，加葱白三寸。流水煎。

又：头痛寒热并瘳，经水尚有滴沥，脉转浮短，腹内隐疼。此属气滞血凝，宜于调经活络。制香附一钱五分，延胡索一钱五分，广皮一钱五分，川郁金一钱，酒炒当归三钱，抚芎八分，茺蔚子一钱五分，姜黄八分，加红曲米一撮为引。

沈右。婚媾早谐，未赓熊梦。盖缘经不调畅，或先或后，每于未至之前，腹内抽掣而痛，此必有宿血积于胞中，新血不能成孕也。今经甫转，脉彰牢大之形，理当活络搜瘀，候泛水一清，再图种子。制香附一钱，淡吴萸八分，归须钱半，西抚芎八分，京赤芍钱半，桃仁泥一钱，阳春砂（研冲）八分，延胡索钱半，加新绛屑五分为引。

孔右。结缡三四年来，经常退后，期至之时，腹不胀疼，少而且淡。询知内无宿疾，外乏邪侵，脉象若雨沾沙，不耐指按，此为阴血亏欠，不能摄精，是故生育望空两次。法以补益精血，不但经水可调，犹有梦熊之兆耳。大熟地四两，当归身二两，黄精二两，阿胶二两，馄饨皮一两，鹿角胶二两，紫石英二两，艾叶三钱五分，淡苁蓉一两，菟丝子八钱，东洋参三两，炙甘草八钱，加桂圆肉二两。诸品用文武火熬膏，每服约四五钱，开水泡服。

评议：梦熊之兆，指贤才得遇或怀孕，此处指怀孕。此案不孕症，用药以温补肝肾、填精益血为主，且取阿胶、鹿角胶做成膏方，和缓调补。

李右。桃夭玩赋，生育维艰，每遇经来纤微血水，腹中绞痛，脉象坚牢，此宿血积于胞中之证。

当用通调之法，不但经行无恙而玉燕亦易投怀，能忌酸凉，庶可臻效。制香附钱半，丹参（酒炒）钱半，延胡索（酒炒）一钱，桃仁泥一钱，川牛膝（酒炒）一钱，当归须二钱，淡吴萸六分，川郁金钱半，加新绛屑五分为引。

又：前月拟通经法已导窾矣。今经行有准，腹痛全瘳，月水盛而且鲜，形柔缓，当用苁蓉菟丝丸，候经净服之，立看熊梦，欣占喜从天降耳。苁蓉菟丝丸一两，分两次吞，连服五天，忌生冷之物。

潘右。完婚五载从未育麟，盖因平昔经水不调，淡而且鲜，其冲任并损固不待言。今经水行净之时，脉和缓而不涩，当乘其候以补奇经，庶可望长庚入梦耳。淡苁蓉钱半，酒炒归身二钱，乌贼骨钱半，菟丝子一钱，制香附一钱，盐水炒杜仲二钱，覆盆子一钱，艾叶三分。加龙眼肉十枚，浓煎暖服。

蔡右。经水九月未行，腹大而不觉动，停经怀孕两月有狐疑。思《内经》有肠覃、石瘕之分。盖石瘕生于胞中，腹皮隆起状如怀子，月事不以时下，以其有衃血留止，与时下之肠覃相隔天渊。今经已违九度，脉结不滑，腹胀而疼，定系瘀血凝留之证，当用导血之剂以下之。酒炒当归三钱，红花八分，川郁金一钱五分，广木香五分，丹皮一钱五分，吴萸八分，干姜八分，上猺桂末（分冲）六分。急流水煎服。

潘右。经谓：少阴动甚，是为有子。今诊沉迟之脉，月事一载未行，腹形充大，状如怀子，而究其实则又非孕，此由寒气袭入胞中。盖寒则凝滞，经水因寒而成瘀，证名石瘕是也。倘认为胎安，补必误。古谓，汤剂胜丸散。姑用琥珀散增减作汤，以冀瘕消经转耳。酒炒三棱一钱五分，酒炒丹参二钱，乌药一钱二分，赤芍一钱五分，刘寄奴一钱五分，制香附一钱，酒炒当归三钱，延胡索（酒炒）一钱，加猺桂、琥珀各五分，共研末分冲。

评议：《素问·平人气象论》云："妇人手少阴脉动甚者，妊子也。"此案患者虽状如怀子，然脉象沉迟，不符经言，究因寒气内袭胞中所致。若以怀胎治之，必误也。妊娠之事，当细查矣。

崩漏

王右。月初经至，迄今犹尚淋漓，由淋而崩，势所必然，两关之脉弦而且涩。斯缘恚怒伤肝，肝不藏血，郁结伤脾，脾不统血而致。治宜归脾、逍遥合法，非特血可归经，且可防其崩败。倘畏参芪之补，未免鼠首两端耳。西潞党参四钱，炙黄芪二钱，土炒于术一钱，酸枣仁（炒）一钱，土炒归身二钱，炒白芍一钱，薄荷叶五分，广木香五分，炙甘草五分，加桂圆肉五个为引。

潘右。月信屡次逾期，期至甚少，自完婚十有二载，玉燕从未投怀。今经水忽然暴下，面白无神，此气血大虚，冲任并损。盖冲任二脉隶于阳明，当以补中为亟，但脉来洪大，汗如雨下，只恐鞭长莫及，难挽脱于须臾，急补无形，以援万一。真别直参三钱，炙黄芪二钱，白茯神三钱，酸枣仁二钱，煅牡蛎二钱，地榆炭二钱，加龙眼肉十枚为引。

又：脉转为革，按之无力，汗出靡已，崩势依然，诚恐突未黔而变耳。真别直参三钱，大熟地五钱，白芍炭一钱，煅牡蛎三钱，炙绵芪二钱，五味子五分，加龙眼肉十五枚。

带下

潘右。脉形濡小，尺涩欠神，带下淋漓，绵绵不断，斯任脉为病明矣。盖任脉隶于少阴，少阴者，肾脏也。肾之府在腰，故腰脊时常痛坠，法当补少阴，养奇脉，非但带下可止，而腰痛亦可瘳。大熟地四钱，杜仲（盐水炒）三钱，赤石脂一钱，补骨脂一钱，海螵蛸一钱五分，怀山药二钱，煅牡蛎三钱，加白果五个为引。

妊娠病

龚右。月事逾期两转，脉虽不滑，然无邪象，且有心嘈、畏食、呃逆等证，定为有孕之征。不必拘于少阴脉动流利如珠为有子也，若此求之，无异按图索骥耳。姑用养血护胎法。大熟地五钱，白芍（炒）一钱，当归身（炒）二钱，真阿胶（冲）二钱，茯神三钱，柏子仁二钱，西潞党参四钱，炙甘草四分，加陈南枣五个为引。

孔右。月经前后腹内必疼，今经行甫净，毫无所苦，脉形流利之象，可望玉燕投怀，且先以毓麟珠进之。砂仁捣熟地四钱，小茴拌炒归身二钱，香附一钱二分，米炒于术二钱，鹿角霜二钱，菟丝饼一钱，酒炒杜仲三钱，川椒五分，米炒西潞党参三钱。加桂圆肉七枚，浓煎暖服。

冯右。向来月事调匀，今逾期已五度矣。腹不胀疼，断非经闭，况左部脉疾，定卜震卦一索之喜耳。西潞党参（米炒）三钱，于潜术（土炒）一钱，杜仲（盐炒）二钱，酒炒黄芩一钱，驴皮胶（炖冲）二钱，归身（土炒）二钱，炒白芍钱半，炙甘草五分，南枣三个煎服。

孔右。经违三度之期，心嘈呕逆，少阴滑动，乃梦日之佳兆。腹不胀疼，脉不涩滞，勿自疑经闭。熟地炭四钱，茺蔚子二钱，当归身（炒）二钱，杭白芍一钱，白茯苓三钱，柏子仁一钱五分，杜仲三钱，炙甘草四钱，南枣五个。井水煎。

何右。妊经八月，腹中忽痛，痛止依旧如常，此名试胎证也。脉乏离经之象，胎谅可安，法拟滋养血分，自然月足而产。大熟地四钱，阿胶二钱，归身二钱，炒白芍一钱，于术一钱（土炒）五分，炙甘草五分，苏梗一钱五分，广木香五分，加南枣五个、干荷叶蒂七个。

岑右。受孕两三月矣，时恒呕逆，胸次不开，脉无浮紧之象，又无寒热头疼，此非外邪之呕也，乃由胎气上逆，证名恶阻。宜用六君加减治之，然否候蓉翁郢政。西潞党参（米炒）二钱，土炒于术一钱，云茯苓三钱，广皮白一钱，藿香梗一钱，砂米（研冲）八分，姜半夏一钱，枇杷叶二钱，加生姜三片、红枣四个。

倪右。两尺搏指有力，月经三转未行，呕吐胸闷，是为恶阻。此宜六君加减为治，勿以半夏有毒而弃之，须知《素问》有"有故无殒"之训。西潞党参三钱，于术（土炒）一钱，白茯苓三钱，法半夏一钱五分，新会皮一钱，阳春砂（研冲）八分，藿香叶五分，紫苏叶五分，川古勇（姜汁炒）五分，加生姜三片。

张右。经违三次，夜卧身体微烧，自疑为虚，而医者亦犹豫。察其证心嘈呕吐，切其脉滑利如珠，此明是有孕之兆。前医脉批细数，断为干血虚劳，然数滑二脉指下依稀，设或审辨不清，遂致千里之谬。殊不知血亏有孕者，夜来发热寻常有之。据愚意当补其血，则体热自除，而始胎自长矣。治案如斯，候高明辨论。东洋参三钱，生地黄五钱，开麦冬三钱，炒黄芩八分，阿胶（炖冲）三钱，炒白芍一钱，川杜仲三钱，炙甘草五分，加桂圆肉十枚为引。

范右。前医以脉右疾直断明月入怀。怀孕者，终朝不乐，郁而且怒。盖郁则气结，怒则气上，以致胸前胀满，胎逼上心，此与子悬之证相仿，当以紫苏饮增减治之。紫苏梗一钱五分，大腹毛（酒洗）一钱，广陈皮一钱，薄荷梗八分，当归（酒炒）二钱，川芎八分，加绿萼梅五分入煎。

刘右。脉象流利有若荷露盘珠，经愆三度以来，腹内并无所苦，揣其脉证，定有坎卦再索之喜。但腰痛如折，又有轻车熟路之虞，拟安胎饮增损为是。大熟地六钱，归身炭三钱，白芍药（炒）一钱，阿胶（炖冲）三钱，西潞党参五钱，于潜术（土炒）二钱，杜仲四钱，加南枣五个为引。

柳右。玉体本薄，生育多胎，此番分娩维艰，子已下而胞未下，今计五日，下胞之方用之殆尽。诊得脉象细小而缓，腹无胀痛，恶露尚行，此因气力疲惫，不能运送所致。法当补益其母，则胎衣自落。倘畏而不用，血一入胞，噬脐莫及矣。当归六钱，川芎六分，东洋参四钱，荆芥穗一钱，益母草二钱，生乳、没各二钱。急流水煎服。

姜右。泛水淋漓将至匝月，时行时止，腹内微疼，古人名为经漏，脉象沉弦小缓，此风邪客于胞内无疑。前医用黑归脾焉能中病，若再失治，则血崩之变遂难免矣。制香附一钱五分，炒蒲黄一钱五分，全当归二钱，川芎八分，炒黄芩一钱，醋炒艾叶五分，荆芥炭二钱，黑穭豆三钱，加伏龙肝三钱入煎。

杨右。静按脉形滑而且动。夫滑主胎动、主惊，询知怀胎果有三月，腹因惊骇而疼。今晨略见红来，似有不安之局。据述前医诸法金未投机，此际相火司胎，君主被惊而营血岂有不动，营血既动而胎元安望其宁，所以一切安胎套方宜其不效矣。法当养营补心为治。高丽参三钱，土炒于术一钱五分，大原枝四钱，土炒归身二钱，土炒白芍一钱，酸枣仁一钱，柏子仁一钱五分，桔梗一钱，加桂圆肉七枚。

贺右。怀胎三月，每每欲堕，脉形当滑而反如雨沾沙，此必因于血虚胎不得其养耳。盖胎犹鱼也，血犹水也，以血养胎犹以水养鱼。今经水忽下，腰腹酸疼，是为漏胎之证，亟当补血以安之。干地黄四钱，阿胶（冲）二钱，炒黄芩一钱，土炒于术二钱，归身炭二钱，炒白芍一钱，思仙（盐水炒）三钱，广木香三分，加桂圆肉五个入煎。

评议：思仙，杜仲的别名。对于怀孕，雷氏谓"盖胎犹鱼也，血犹水也，以血养胎犹以水养鱼"，强调阴血充足的重要性，比喻颇为形象生动，若"漏胎之证"，必当补血养阴，滋肾固胎。

张右。未曾受孕之先，夙有痞块结于左胁。既孕之后，其痞愈加凸起，此因胎元日长，痞亦向外而隆。今怀孕五月，刚逢脾脉养胎，当仿香砂六君扶脾理气，则气痞庶几可消。慕莪云：痞在皮内膜外，药力难到。倘未臻效，不妨听其自然。设或专用攻消，未免有投鼠之忌。潞安党参三钱，土炒于术一钱，茯苓片一钱，广陈皮一钱，阳春砂（杵）六分，制香附一钱五分，广木香五分，炙甘草五分，加生姜二片、红枣三个。

姜右。孕经七月，头面通体皆肿，小便短少，气喘不能安卧。斯未受孕之先，夙有水气聚于肺脾，病名子肿是也，宜从两太阴拟方。茯苓皮四钱，桑白皮（炙）一钱，天仙藤三钱，苏梗一钱五分，泽泻一钱五分，葶苈子六分，腹毛一钱五分，荷叶蒂三个。

贺右。恙后未复，又逢是月分娩，腹痛五朝，令晨痛甚，欲产临盆用力，神遂昏迷，四末温和，脉来一息二至，此体虚离经之象。前医以脉二至为中寒，其言近是，但手足不冷，干姜、桂、附必不可进。然按杨氏十产之说，却又不合，细而推之，其实即古之寤生类也。闻鼾声似睡，呼吸调匀，当不至变。治宜补助气血，冀其神醒达生，慎弗惊慌为要。东洋参八钱，龙眼肉一两。浓煎缓缓灌下。

产后病

沈右。胚胎已坠。血下甚多，昧爽至今，淋漓未已，脉微细而欲绝，面㿠白而无神。斯是脱营之证，急以独参汤为主，盖欲以无形之气生有形之血耳。高丽参两许，井华水浓煎，频频呷下。

汪右。胎未足月而产，俗称为嫩生。血去过多，腹中作痛，更有洒寒发热，脉息若按鼓皮。斯为血虚于内，寒感于外，宜《千金》内补当归建中汤为主。酒炒当归二钱，酒炒白芍二钱，姜炭八分，肉桂（冲）六分，桂枝八分，炙草八分，加红枣三个、胶饴糖一匙入煎。

孙右。镇日烟波，餐风宿雨，产后去血甚众，百节开张不能，谨避风寒，邪遂乘隙而入，脉形极细兼软，身颤恶寒。此虚多邪少之证，有正不敌邪之虞，急宜补益为君。东洋参三钱，抱木茯神三钱，酒炒当归二钱，川芎六分，姜炭五分，炙甘草一钱，加龙眼肉十枚为引。

魏右。自产后血亏未复，寸口脉虚，夜寐汗多，时常心悸。盖汗为心之液，汗去血虚，心无血养，犹鱼失水则跃耳。宜养营敛汗治之。归身（酒炒）二钱，白芍（酒炒）一钱，丹参（炒）二钱，柏子仁（炒）三钱，左牡蛎（炒）三钱，酸枣仁（炒）二钱，加桂圆肉七枚为引。

又：昨方奏绩，诸恙稍瘳。今忽喉疼，咽物觉碍，书谓：肾脉循喉，心脉挟咽，其为水亏火炽明甚。当壮肾水，则心火自平而喉疼自却。大熟地五钱，粉丹皮一钱五分，白茯苓三钱，玄参二钱，怀牛膝一钱五分，泽泻二钱，加胖大海三个为引。

巫右。产后忽因气郁，郁则气滞，滞则瘀凝，以致腹中绞痛。今万事足矣，何郁之有？惟冀自舒怀抱，俾其气畅瘀行，宜延胡索散损益治之。延胡索（酒炒）二钱，川郁金一钱五钱，全当归（酒炒）三钱，川芎一钱，琥珀末（分冲）一钱，炒蒲黄一钱，五灵脂（炒）一钱，肉桂末（分冲）六分，加新绛屑五分为引。

向右。体本柔弱，分娩刚弥月矣。日内暴崩淋漓不已，良由冲任皆损、血不收摄使然。脉形绝类慈葱，腹内并无所苦，生化成法慎勿妄投，产后若此之疴能不为之冰背，以干熟地黄饮子补其厄漏为亟。干地三钱，西潞党参三钱，归身炭二钱，熟地三钱，炙黄芪二钱，云茯苓三钱，阿胶（炖冲）三钱，炙甘草六分，加伏龙肝一块为引。

又：昨所进之法，崩势依然，脉形尪软无神，诚恐血脱气陷在于瞬息，急当峻补治之。高丽参三钱，西潞党参五钱，炙黄芪二钱，土炒于术二钱，茯神三钱，炒枣仁一钱，阿胶（炖冲）三钱，熟地黄四钱，黑姜三分，加龙眼肉十枚为引。

姜右。分娩后询知弄瓦大怒捶胸，顿然血下淋漓，一如河决，其色鲜而不紫，面色白而无神，脉息小涩而弦。此由气怒伤肝，肝不藏血所致。急宜养血住崩治之，惟期怀抱放宽，毋使中心蕴结耳。酒炒当归四钱，西抚芎三分，东洋参二钱，炙甘草八分，蒲黄炭一钱五分，乌梅炭一钱，黄郁金一钱，加萱草三钱为引。

又：脉似绵浮水面，阴血虚损显然。古云：孤阴则不生。又云：无形生有形。二语之旨深矣。今崩势虽缓，淋漏不清，此定是脾气虚弱乏统摄之权也。一偏阴药不宜，宜乎济生归脾，则不仅使气旺血生，而且能引血归经耳。高丽参三钱，西潞党参四钱，炙绵芪二钱，米炒于术二钱，归身（炒）二钱，酸枣仁（炒）二钱，柏子仁二钱，炙甘草六分，广木香二分，加龙眼肉十枚为引。

何右。分娩月余，身体本单，气血未复，弥月之内不特失于将息，犹且漂浣江边。产后百节开，则风湿之邪未有不乘而窜者。刻今两臂皆痛，挽髻不得高擎，左足亦疼，步履不健，脉来细涩，寸口独著沉弦，是成痛风病也，治宜活血追风。桂枝一钱二分，川牛膝一钱五分，鹿衔草一钱，防风一钱五分，当归（酒炒）二钱，黄芪（酒炒）二钱，赤芍（酒炒）一钱五分，片子姜黄一钱，加嫩桑枝三钱，酒炒入煎。

曹右。脉来弦紧之象，舌苔白润，口不渴饮，肌肤无汗，偶欲腹疼，种种见证分明阴暑为病。宜师生化大顺之意，不必见热投凉。况《内经》有从治之法，热剂断断无妨。炒焦当归三钱，抚芎八分，干姜八分，官桂（冲）六分，桃仁一钱五分，甘草五分，藿香一钱，香薷六分。流水煎服。

沈右。产后血去过多，筋脉失养，加之风邪乘隙而入，遂发为痉证也。观其汗多，是为柔痉。盖汗为心之液，当用治风须治血之法，更佐之以养心血。若拘有汗用桂枝汤，不啻胶柱鼓瑟也。酒炒丹参三钱，当归二钱，茯神三钱，炒枣仁二钱，阿胶珠二钱，稽豆衣三钱，钩藤四钱，橘络一钱五分，加鸡血藤胶一钱入煎。

参考文献

［1］陈可冀. 清宫药引精华［M］. 北京：人民卫生出版社，1992.

［2］程兆盛. 中医临证必读［M］. 南昌：江西科学技术出版社，1997.

［3］高长玉，常惟智. 药性歌括四百味评注［M］. 北京：人民军医出版社，2011.

［4］龚香圃. 逸仙医案［M］. 上海：千顷堂书局，1929.

［5］刘清池，巩向军，胡志波. 临证常用中药速查便览［M］. 北京：中国医药科技出版社，2015.

［6］兰茂. 滇南本草［M］. 苏国有，校注. 昆明：云南人民出版社，2017.

［7］李梴. 医学入门［M］金嫣莉，等，校注. 北京：中国中医药出版社，1995.

［8］龙之章. 蠢子医［M］. 禄保平，孙巧玲，整理. 郑州：中原农民出版社，2019.

［9］严洁，施雯，洪炜. 得配本草［M］. 姜典华，

等，校注．北京：中国中医药出版社，1997．

［10］张璐．本经逢源［M］．太原：山西科学技术出版社，2015．

［11］邱德文，林余霖，胡炳义．中国药物食物养生大全［M］．北京：中医古籍出版社，2014．

［12］唐慎微．重修政和经史证类备用本草［M］．陆拯，郑苏，傅睿，等，校注．北京：中国中医药出版社，2013．

［13］陈芳，杨卫平．名医别录彩色药图［M］．贵阳：贵州科技出版社，2017．

［14］薛清录．中国中医古籍总目［M］．上海：上海辞书出版社，2007．

［15］袁颖，都广礼．方药学［M］．上海：上海科学技术出版社，2020．

［16］浙江省医史分会．浙江历代医林人物［M］．浙江省中医学会，1987．